U0258781

记忆与遗忘之间

FORGETTING
THE BENEFITS
OF NOT REMEMBERING

［美］斯科特·斯莫尔（Scott A . Small） 著

何文忠 袁嘉婧 于春丽 译

中信出版集团 | 北京

图书在版编目（CIP）数据

记忆与遗忘之间 / （美）斯科特·斯莫尔著；何文
忠，袁嘉婧，于春丽译 . -- 北京：中信出版社，
2023.3
书名原文：Forgetting: The Benefits of Not
Remembering
ISBN 978-7-5217-5341-7

Ⅰ.①记… Ⅱ.①斯… ②何… ③袁… ④于… Ⅲ.
①记忆－人体生理学 Ⅳ.① R338.64

中国国家版本馆 CIP 数据核字（2023）第 027115 号

Forgetting: The Benefits of Not Remembering by Scott Small
Copyright © 2021 by Scott A. Small, M.D
This edition arranged with The Martell Agency through
Andrew Nurnberg Associates International Limited
Simplified Chinese translation copyright © 2023 by CITIC Press Corporation
ALL RIGHTS RESERVED
本书仅限中国大陆地区发行销售

记忆与遗忘之间
著者：　　［美］斯科特·斯莫尔
译者：　　何文忠　袁嘉婧　于春丽
出版发行：中信出版集团股份有限公司
　　　　　（北京市朝阳区东三环北路 27 号嘉铭中心　邮编　100020）
承印者：河北赛文印刷有限公司

开本：880mm×1230mm　1/32　　印张：6.375　　　字数：135 千字
版次：2023 年 3 月第 1 版　　　印次：2023 年 3 月第 1 次印刷
京权图字：01-2021-4111　　　　书号：ISBN 978-7-5217-5341-7
　　　　　　　　　　　　　　　定价：59.00 元

版权所有·侵权必究
如有印刷、装订问题，本公司负责调换。
服务热线：400-600-8099
投稿邮箱：author@citicpub.com

目 录

推荐序

姚乃琳

般意科技创始人，"酷炫脑"主创

耶鲁大学前精神医学博士后，香港大学精神医学博士

我从小就是个记性不好的人。对于"临时抱佛脚"的内容，我总是一考完试就彻底忘记；与他人起冲突后，我总是一和好就把糟糕的体验忘得一干二净……看完《记忆与遗忘之间》这本书，我简直从一个全新的角度接纳了自己。现在，我可以举着脑科学的大旗自豪地说："忘性大，这是我无可救药的乐观、接纳能力和高度创造力的来源。"世界上从来没有完美的人，如果一定要说完美，那么擅长遗忘比好记性更接近完美。

记忆使我们能够回忆过去的事情，享受当下的经验，以及为未来做好准备。而遗忘能帮助我们进化。如果我们记住每一件事情，我们就很难在烦琐的信息中找到有用的内容，因此我们必须在前行的路上随时舍弃那些不再需要的包袱，才能够轻装上阵。这本书通过深入探讨人类记忆和遗忘的机制，让读者更好地了解大脑得以进化的生理基础。

在学习脑科学之前，我从来不知道记忆和遗忘可以是两套分立的系统，你大概和曾经的我一样，以为遗忘就是没记住，

或者是大脑不好用了，以前的记忆被"擦掉"了。虽然遗忘确实是个"擦掉"记忆的过程，但读完这本书，你会发现遗忘的能力可比记忆力重要得多，这个"擦掉"记忆的过程，才是我们每天能够愉快醒来的基础，是我们能够随着科技革命不断自我调整的技能支持，也是人类进化的保证。人们常说"互联网不会失忆"，然而事实上，只有不断"失忆"，进化才能得以发生。AI（人工智能）进化至今，已经对人类的职业产生了前所未有的威胁，而适当的"遗忘"，对细节的舍弃，正是 AI 得以概括和学习人类语言的基础。

如果一晚上没睡好觉，那么记忆是变好了还是变差了？作者在书中给出的答案是：变好了。你还记得人生中第一次通宵是在什么时候吗？那时你一晚上没睡，唱歌唱到太阳重新升起，你带着兴奋又微醺的状态回到学校，当别人问你"昨天"做了什么时，你第一反应是不是想起发生在前天的事？因为一夜没睡，你的大脑日历没有翻篇，你的记忆也是。

睡觉的一个核心功能，就是修剪神经元表面的树突棘。一天下来，我们的大脑神经网络承载了太多记忆和压力，当我们晚上入睡时，大脑的遗忘机制随即活跃起来，开始"擦掉"那些琐碎的记忆细节和糟糕的情绪，这个过程让神经网络连接变得更高效、更干净，也更有可塑性。一觉醒来，你会感到神清气爽，昨晚的烦恼抛诸脑后，脑中的日历也翻篇了，这些都得益于睡眠中的主动遗忘过程。

遗忘能力的缺失，是强迫症和创伤后应激障碍的幕后黑手。有的人有强迫行为，比如不停地重复洗手或者关门；有的人有强迫思维，比如揪心的灾难想法不断出现在脑海；有的人经历过苦难的过往，如今常常被突如其来的记忆侵袭，痛苦不堪……如果你也经常被回忆袭击或者被刻板的行为或思维困扰，那么看完这本书你会明白自己的大脑出了什么问题——那是因为储存这些回忆的神经元突触太牢固了，以至于无法随机应变，即便过了10年，大脑日历也还是不能翻篇。要让长在一起的神经元突触灵活地分开，每一个树突棘都需要极大的能量，这种能量的需求不亚于神经元最初建立连接所需的能量。因为强迫症病人的大脑难以合成遗忘所需的蛋白，所以他们的大脑一旦建立了某种神经回路，就难以修改重建。在性格层面上，他们表现为特别容易较真；在行为层面上，则表现为强迫性重复精准行为。

你还记不记得某次和朋友相约出门玩，你花了一个小时洗澡、收拾打扮自己，而正当出门时，朋友却给你发信息"放了你鸽子"，当时你的心情是怎样的？郁闷？愤怒？烦躁？气恼？这种心情就是强迫症患者在被迫停止重复某种行为或思维时的心情，也是孤独症孩子莫名暴躁的原因。在孤独症患者的大脑中，遗忘机制同样受到了阻碍，这使他们无法忍受一点点细节上的改变。如果放学路上换一条小道走，那么这对孤独症的孩子来说简直比"放他们鸽子"还让人无法忍受。读完本书中讲的"孤独症"的相关内容，你就会了解到，孤独症患者的记忆表现出一种过度注意细节的倾向，对他们来说，一眼记住一杯水的细节轻而易举，但是让他们概括人类的共性简直难如登天。同时，孤独症患者也可能更难以遗忘过往糟糕的记忆，这导致他们持续地感到烦躁和沮丧，就像创伤后应激障碍患者不由自主地被拽回痛苦的过往中一样。

作为一个擅长遗忘的人，我很喜欢睡觉，有时会做梦。我的梦很有意思，每次当我把记得的梦境复述出来时，这能让我觉察到在现实生活中一直犹豫的事到底应该怎样做，从而思考自己内心深处究竟想做什么选择。而当做完选择，尘埃落定时，梦境中便再也不会出现这个人或这件事。读了这本书，我特别喜欢作者的一个论述：做梦的本质就是遗忘的过程。当大脑陷入无意识沉睡，神经元突触表面曾经牢固的树突棘连接开始松动，以特定形状堆叠的蛋白重新活跃，这让记忆和情绪的修正变为可能，而这才是梦真正开始的地方。

神经元突触的即时变化，叫作神经可塑性，这是一切学习和遗忘的基础。计算机模拟领域的研究发现，如果假设记忆以相对快速修改的方式储存于神经元树突棘中，则会赋予真实大脑重要的好处。其中之一就是，即使多达一半的模拟神经元"消融"，大脑网络仍会在剩下的突触权重中保留必要的信息，这叫作大脑的冗余设计。然而，如果假设记忆持续活动，那么大脑在仅失去 10%~20% 的突触后就会崩溃。

总之，只有了解大脑的遗忘机制，你才更能体会什么是记忆。比起记忆，遗忘更接近进化的本质。记忆和遗忘是一个充满了神奇和挑战的领域，它涉及大量的科学知识和复杂的神经机制。非常感谢这本书以既系统又简洁的论述帮助我更深入地了解大脑运作和进化的规律。"朝闻道，夕死可矣。"祝你也能通过阅读这本书更接近自然之大美。

前　言

富内斯记得的不仅是每一处林地中每一棵树的每一片叶子，还有他在每个不同时刻感知或想象到的那片叶子。

不过，我猜他的思维能力不是很好。思考，是忽略差异，是概括归纳，是抽象提取。

——豪尔赫·路易斯·博尔赫斯，《博闻强记的富内斯》

作为一名记忆专家，我总能听到"遗忘"二字。我的病人常常会谈到遗忘，这些人往往患有功能障碍引发的病理性遗忘，他们总在表达其合理的担忧。几乎所有人都会谈到遗忘，但绝大多数人诉说的是正常的遗忘现象，即与生俱来，像身高或其他个人特征一样因人而异的遗忘现象。我并不是在抱怨，我本人的遗忘也会让我感到沮丧，同时，给出富有人情味的建议也是行医的一项特权。事实上，我很肯定的是，我早先之所以对记忆产生兴趣，就是因为发生在自己身上的遗忘现象，而这份兴趣后来又演变成了我的学术兴趣，以及培训学习和职业的方向。谁不想要一个好记性？不管是为了在考试中发挥出色，还是为了准确地记住读过的书或看过的电影，抑或是为了在脑力辩论中说出更多细节以赢过对手，甚至是为了知晓更多趣事或诗歌。

一直以来学术界普遍认为，遗忘表明我们的记忆系统出现了故障。因此，学术界的关注点主要在于探究大脑是如何形成、存储和检索记忆的，以及记忆片段是如何被提取、处理和记录的。尽管科学家凭借直觉感知到了遗忘的潜在作用，但记忆的淡去就如同阁楼里发霉的照片，通常会被视作记录装置出了故障或记录已被损坏的信号。好记性一直是我们追求的宏伟目标，遗忘则应该被全力预防和抵制，这种观点指引着我的求学和职业生涯。

我在记忆领域的学习超过了 35 年。在纽约大学实验心理学系读本科时，我发表了自己的第一篇论文，并完成了毕业论文，它们的主题都是关于情感是如何让我们对看到和记住的事物产生偏见的。在哥伦比亚大学攻读医学博士学位期间，我在记忆研究专家埃里克·坎德尔的实验室工作。埃里克发现了不同动物模型的神经元是如何记忆的，并在 2000 年借此获得了诺贝尔生理学或医学奖。随后，在哥伦比亚大学从事医学博士后研究期间，我与一流的阿尔茨海默病临床医师、遗传学家理查德·马斯合作，共同开展在阿尔茨海默病和其他记忆障碍疾病方面的研究。此后，我一直在自己的实验室中努力研究阿尔茨海默病的病因和潜在的治疗方法，以及引发晚年记忆障碍的其他病因。

尽管有句谚语叫作"上年纪的人学不了新事物",但我们能忘记以前的记忆是一件好事。事实证明,我和记忆领域的许多研究人员以及医生关于遗忘的观点都是错误的。神经生物学、心理学、医学和计算机科学的近期研究让我们在这方面的理解发生了明显转变。[1] 我们现在知道,遗忘不仅是正常现象,还对我们的认知能力和创造能力、情感健康甚至社会心理健康均有益处。

　　本书献给我行医生涯中救治过的数百名患有病理性遗忘的病人,他们的病一般是由神经退行性疾病引起的,也有的单纯是因为年纪大了。虽然此处"病理性"的医学定义还有待讨论,但正常的遗忘现象和病理性遗忘之间最清晰的区别在于,后者反映的是一个人记忆力的真正恶化,这种恶化会影响我们充分参与信息化时代生活的能力。只有了解病理性遗忘患者的痛苦,正常的遗忘现象才能得以正名。只有目睹阿尔茨海默病所造成的痛苦,才能避免将其诗意化的想法,例如,有人认为这种疾病存在一线希望,从某些方面来说是好事等。或许有这样的可能,但作为一名同情病人且亲身经受病理性遗忘所造成的痛苦的医生,我无法认同这种观点。无论如何,本书都不是从这个立场出发进行讲述,而是讨论正常的遗忘现象。

• • •

　　前文提到的问题"谁不想要一个好记性"显然运用了反问的修辞手法。那"照片式记忆"怎么样呢? 照片式记忆是一种计算机硬盘般的记忆系统，对拥有照片式记忆的人来说，大脑永不遗忘，每一段记忆都不会消失。我们大多数人曾幻想拥有这种认知能力，但我猜很多人应该也认识到了照片式记忆造成的潜在负担。在神经科学发展史上，尽管偶尔也出现过真正拥有照片式记忆（也称作遗觉记忆）的案例，但这非常罕见。这些人的自然记忆处于正态分布的顶点，就好比有些人会长得很高一样。某些特定领域的行家靠着特殊技巧，可以拥有超乎寻常的记忆力，比如棋艺大师对棋谱的记忆力、钢琴演奏家对乐谱的记忆力，以及职业网球运动员对肢体动作的记忆力。还有一些所谓的"记忆大师"或者"记忆魔术师"，这些人凭借某些认知领域的技巧、天赋技能和大量练习，锻炼出了对特定信息类别的超强记忆力，包括自传信息、数字、名字或事件。然而，如果做正式测试，[2] 就会发现这群人中没有一个人拥有真正对任何事物都生效的照片式记忆。换言之，没有哪个大脑不会遗忘。

所以，照片式记忆其实是编造出来的，是人类无法拥有的能力。那照片式记忆值得拥有吗？在科学给出否定答案之前，虚构小说已经提前回答了这个问题。最佳例子是豪尔赫·路易斯·博尔赫斯的《博闻强记的富内斯》，它出自其短篇小说选集《虚构集》。[3] 富内斯从马背上摔下来，撞昏了过去，他醒过来后，发现自己头部红肿，并就此拥有了一个不会遗忘的大脑。一瞬间的工夫，他就能记住并回忆起任何事情。在故事的开头，富内斯在被赋予了认知超能力后，可以在短短几天内就轻松记住最近读过的书中的长段落，或掌握一门新的语言（甚至是拉丁语）。大多数读者读到这里时心中会充满嫉妒，但我们在了解了富内斯所遭受的内心混乱后，这种嫉妒的情绪就会转变为同情。小说中写道，富内斯接过一杯邻居家酒庄酿出的葡萄酒后，他的大脑就被潮水般涌现的记忆淹没了。这杯酒唤起了富内斯太多记忆，且每一段记忆的细节如同点彩画般丰富，比如，这杯酒被还原成了葡萄藤上的每一根枝条、每一串果实和每一粒葡萄，这些回忆突然袭来，让富内斯感到了深深的焦虑。对痛苦而可怜的富内斯来说，回忆过去不会唤起任何留恋和闲适的感觉。当被问到任何关于过去的事时，即使是童年一个美好的下午，富内斯的大脑也会被那一天的无数细节压垮，比如见到的每一片云彩的形状、每分每秒感知到的气温变化以及他的每一个动作。整场回忆对富内斯来说就是一个噩梦。

《博闻强记的富内斯》最令人瞩目的一点在于，在神经科学进行相关研究之前，这篇小说就敏锐地做出预言，大脑如果用视网膜分辨率来形成和存储记忆，就会使我们的思维能力受损。小说中关于富内斯的许多内容都描述了其照片式记忆造成的主要认知损伤：他无法对事情进行概括，无法看到由树木组成的一整片森林。原文中写道，"富内斯每次在镜子中看到自己的脸和手都会感到吃惊。他不仅难以理解'狗'这个共性符号包含不同品种下大小不一、形态各异的狗，他也不明白3点14分（从侧面看到）的狗为什么会和3点15分（从正面看到）的狗的名字一致"。拥有照片式记忆实在太折磨人，富内斯年纪轻轻就选择在一个昏暗寂静的房间里与世隔绝，度过余生。

在过去的十多年里，一门交叉学科终于出现，这才解释了生活在这个不断变化又时常令人感到恐惧和痛苦的世界上，能与记忆达成平衡的遗忘为何是一种真实且与生俱来的认知能力。2010年，有人称永久性记录（在该案件中代指互联网）可能会对人的生活产生破坏性影响，同年，欧洲法院确定了被遗忘权的合法地位。同样，我们的大脑也有权利遗忘。

正如你将在本书中看到的，能与记忆达成平衡的遗忘是塑造认知的必要条件，它让我们能够灵活适应不断变化的环境，从大量零散的存储信息中提取抽象概念，避免只见树木不见森林。遗忘也是保持情感健康的必备条件，让我们能够放下怨恨情绪，对神经性恐惧和创伤性经历释怀。记忆过载或无法遗忘都会让我们深陷痛苦。遗忘还是心理健康和创造力的关键要素，它能减轻头脑的负荷，为意想不到的灵感做好准备。没有遗忘，创造力和幻想将被禁锢在记忆的泥沼中无法腾飞。

如果将本书开头的问题换成"谁想拥有照片式记忆或拥有一个永远不会遗忘的大脑"，在阅读本书后你就会明白，答案是"谁都不想"。

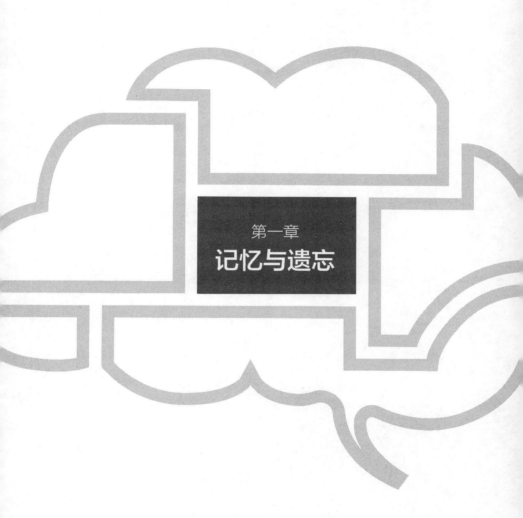

第一章

记忆与遗忘

"我的脑子就像一个捕兽夹！"卡尔说。他是今天我在哥伦比亚大学记忆障碍中心的第一位患者。

　　在诸多关于记忆的比喻中，"捕兽夹"是我最不喜欢的一个。部分原因是出于审美上的考虑（爪子被困的暴力视觉令人反感），但主要是因为它具有误导性的科学含义。即使对于那些记忆力出众者，记忆也从来都不是钢铁般的，而是灵活的、可转换的和碎片化的。而且，"捕兽夹"这个比喻在机制上也不正确，因为它暗示记忆是瞬间形成的，具有决定性的意义。

　　卡尔是曼哈顿的一名刑事辩护律师，穿着出庭套装。哥伦比亚大学记忆障碍中心以在阿尔茨海默病和相关疾病方面的专业知识闻名，为来自世界各地的患者提供护理。尽管如此，卡尔还是格外引人注目，不仅是因为他那套裁剪合身的三件套西装。当我从一个街区外的研究实验室准时到达办公室时，卡尔正踱着步，急着要走，表现得异常亢奋，这种表现在我们的患者中并不典型。

卡尔本科就读于耶鲁大学，学的是英国文学。一开始，他对自己超强的认知能力和在法庭上的非凡才能进行了一番轻描淡写的讲述，然后放松下来开始描述自己的症状，他担心这些症状的起因和后果会影响自己的法律生涯。

认真倾听患者的症状和临床病史是神经科医生工作的第一要务。这些描述包含着我们所需要的丰富信息，以实现定位病变的中心目标。与其他领域的医学专家相比，神经科医生通常更痴迷于先问"在哪儿"，然后再问"是什么"。例如，导致手臂无力的原因可以定位于肌肉、神经、脊髓或大脑等不同的身体部位发生了病变。神经系统地图的每一个部位发生了病变都对应着不同疾病。解决这个解剖学难题是一件乐事。这需要了解神经系统的回路，了解回路的不同节点是如何起作用的，并相应地了解如何探测回路以找到问题的来源。撇开我们这个职业的乐趣不谈，回答"在哪儿"这个问题，也就是找出病灶的位置，是正确诊断的关键。

找到一个人记忆功能障碍的解剖学来源比找到手臂功能障碍的来源更难，但原理是一样的。在患者进门的那一刻，记忆专家就开始定位导致病理性遗忘的病变。即使是在非正式介绍阶段，我们也试图绘制患者大脑认知区域的功能，以了解其记忆网络在"病前状态"中是如何运作的，即发病前的认知症状。（注意，这是一种职业病：我们条件反射地执行这些功能性"活组织检查"，即使在社交场合闲聊的时候也是如此。仅是听别人如何讲述一个故事，细节是如何被渲染的，词汇和语法是多么丰富，我们就不由自主地开始给讲故事者大脑的认知区域按功能水平进行颜色编码。）这些模糊的认知大脑地图，被公认为是我们绘制患者主要认知疾病解剖学来源的一个有用的起点。第一次诊断结束后，我们试着定位导致卡尔记忆丧失的病变。随后的临床测试，包括血检、神经成像研究（比如磁共振成像）和神经心理学评估等会最终确认或帮助我们调整这个位置。

卡尔在学校里一直很优秀，即使在学术竞争力极强的同龄人中，其记忆力也非常出色。例如，作为在纽约长岛长大的男孩，卡尔可以熟记棒球数据，在大学时能背诵诗歌，在纽约大学法学院读书时能记住法律侵权行为。卡尔出众的记忆力对于专业学习很有用，并在其律所十分出名。卡尔只要见过某个人（比如暑期实习生、法律助理或者客户）一次之后，就永远不会忘记那个人的长相和名字。事实证明，这正是他的主要临床症状：他在回忆客户的名字方面出现了问题。卡尔在见了一位重要的新客户几个月后，最近与其在繁华的曼哈顿大街上相遇，令人震惊的是，他竟然一时想不起对方的名字。对于大多数人来说，这只是有点儿尴尬和麻烦，但在卡尔看来，忘记一个名字是对其事业的严重拖累。

· · ·

听了卡尔的病史和主要的临床症状，我逐渐做出判断：他大脑的某一部分可能是病理性遗忘的根源。事实上，我有强烈的预感，其根源可能位于某两个区域中的一个。我将通过神经检查和初步的记忆测试来证实这种预感。测试地点是我的办公室，在诊断结束时进行附加测试。在说明遗忘如何起作用之前，为了解释我的预感，我想先做一个关于记忆的概述，这会对你们了解我的临床思考和评估，以及卡尔的最终诊断有所帮助。

在关于记忆力的众多比喻中，"个人计算机"是较好的一个。事实上，它比比喻更形象，个人计算机的工作方式是我们大脑存储和检索记忆方式的一种很好的类比。这并非巧合，因为计算机和大脑在学习如何更好地处理大量信息时都必须解决这三个问题：在哪里存储记忆、如何在专门的位置存储记忆，以及如何根据需要打开和检索记忆。在这一记忆游戏中，大脑有三个主要的解剖学角色（见图1.1）。一是大脑后部的一系列区域（我简单地称之为后部区域），它是我们许多珍贵记忆的存储之地。二是海马（一个深藏在大脑颞叶皮质深处的结构），它让大脑正确地保存这些记忆。三是前额叶皮质的一个区域（位于前额的正后方），它是帮助我们打开和检索记忆的常规区域。当你将文件保存到计算机硬盘上或打开之前存储的文件时，你就是在使用计算机的内存，就像大脑对记忆所进行的操作一样。

如同计算机硬盘中存储信息的基本单位是"位"（二进制数字0和1），大脑中存储信息的基本单位是一个细胞，即一个神经元，但不是整个神经元，而是神经元的顶端。观察神经元，你可以看到其大部分是由叫作树突的分支状延伸组成的。在外部树突的顶端有数百个微小的突起，它们被称为树突棘。棘状突起很小但很强大，就像枝繁叶茂的树上萌发的叶子一样，神经元在此连接并且在一个叫作突触的交会点上相互交流。棘状突起越大，突触连接越强，交流的声音就越大、越清晰。神经元与我们体内其他细胞（比如卵形肝细胞或长方体心脏细胞）的不同之处在于连接神经元的突触（间隙），这真正将其与其他细胞区别开来。如果一个器官的功能可以简单地用其细胞职能的独特属性来定义，例如肝细胞解毒，心脏细胞泵血，那么"脑细胞连接突触"就是对大脑功能的一个很好的定义。

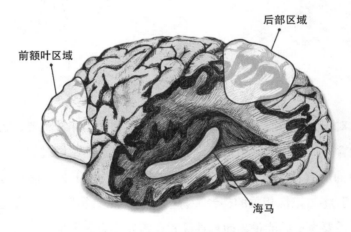

图1.1　记忆与遗忘的大脑区域

　　由于树突棘的大小会不断地变化，所以突触连接是可塑的，而非固定不变的。当一个神经元和其相邻的神经元同时受到足够大的刺激时，它们的棘状突起就会生长。当足够多的棘状突起增生时，神经元之间的连接就会加强，这就是新记忆形成时发生的情况。神经元的结合解释了"一起放电的神经元连接在一起"这一科学规律。当神经元受到与相邻神经元不同步的刺激时，棘状突起可能会缩减，这就是遗忘过程中发生的情况。因此，位于神经元顶端的树突棘是我们记忆中的信息位（见图 1.2）。

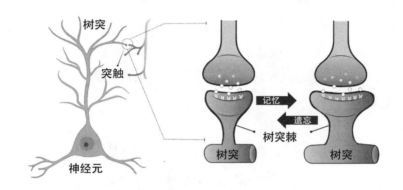

图1.2　记忆与遗忘的神经元单位

对于大脑功能而言，棘状突起的形状和大小非常重要，它们包含了一系列的分子工具，完全用于其生长的微妙过程。大脑中的所有神经元都有让这些棘状突起生长的工具，简单起见，我将与记忆相关的神经元称为"记忆工具箱"。棘状突起生长需要大量的能量，而且神经元还需要小心翼翼地长出树突棘。如果神经元过度生长，布满棘状突起，彼此之间的交流就会变得不稳定甚至更糟糕。棘状突起的过度生长可能会导致神经元交流的音量被调得过高，产生类似刺耳声和无法解释的尖叫声。为此，"记忆工具箱"使棘状突起生长的过程极具能效，方式经过精心校准。

卡尔将客户的脸和名字联系起来的记忆能力并不是在两个神经元之间产生的，而是产生于对客户的脸进行编码的数百万个神经元与对客户的名字进行编码的数百万个神经元加强联系之时。在不同刺激之间形成关联是记忆的核心。我敢肯定，你能想到很多自己的复杂记忆，它们把多个感官元素结合在一起。卡尔学着将一个新客户的名字和脸联系起来，这是联想记忆的表现之一，对于神经科学家来说，脸－名绑定已经成为实验室中最受欢迎的范例。从表面上看，这只是两个简单组件之间的绑定。但是要将看到脸和听到名字这两者绑定，就必须连接两种不同的感觉模式，而每一种都在大脑的不同区域处理。

在我们的脑海中，一张脸虽然看起来像单一的整体，但为了体验这种单一，大脑必须首先重建脸的多个组成部分，比如每个面部特征的形状以及这些特征的空间组织方式。当我们听到一个名字时，大脑的另一个部分必须以类似的方式从单个听觉成分来重建整体。因此，脸－名绑定看似无意识且十分简单，实则包含了作为联想记忆的全部复杂性。

幸运的是，脸－名绑定在实验室中比较容易实现。我们可以生成一组面孔和一组名字的记录，然后以不同组合、时限和顺序使用这些刺激变量，从而观察和研究产生联想记忆过程的每个阶段。脸－名绑定就如同实验中的蝴蝶标本载片，把原本闪烁的动态过程固定下来，近距离细致地观察记忆的复杂性。出于这些原因，许多实验室（包括我自己的实验室在内）都设计了如下的实验方案。让受试者单独或成对地观看面孔、听到名字，以及使用一项内容让受试者回忆另一项内容，同时使用磁共振成像扫描仪来绘制大脑活动图。因此，卡尔的疾病可以通过实验来观察和研究。

基于这些研究，我可以告诉你当卡尔第一次见到新客户时，他大脑后部的视觉皮质发生了什么。大脑首先将复杂事物分解为多个组成部分，然后大脑皮质的专门区域再重建整体。这一重建过程遵循了轴辐式设计，类似于大型航空公司将区域枢纽聚集在一个中央枢纽上的方式。负责处理视觉信息的视觉皮质，从相当于区域中枢的地方开始，从颜色和形状等基本视觉元素着手重建个人面部特征。随后，这些低级枢纽汇聚到高级枢纽上，并最终汇聚到中央枢纽上，在那里统一的整体被重组到一起，在卡尔的例子中就是客户的脸。

与此同时，当卡尔第一次听到新客户的名字时，其听觉皮质对听觉元素进行了轴辐式重建，并最终在听觉皮质的中央枢纽处重现了客户的名字。

我可以用磁共振成像扫描仪来精确定位卡尔重建客户脸和名字的每个层次的解剖坐标。如果我让神经外科的同事在每一层都放置一个电极且用电极刺激较低级的枢纽，那并不会重新激活卡尔看到脸或听到名字的体验。只有当中央枢纽的神经元受到电极刺激时，卡尔的大脑才会重新激活看到客户的脸和听到名字的体验。

这些中央枢纽聚集在大脑的后部区域，记忆最终在这里存储。在很近的距离内，中央枢纽的神经元以突触的方式相互连接。当以足够大的强度发生同步刺激时，神经元中的"记忆工具箱"将被打开，工具被激活。一旦新的棘状突起生长完成，脸部枢纽和姓名枢纽就会结合在一起（见图 1.3）。在卡尔的例子中，当他下次遇到客户时，他的名字神经元会被激活，他将回忆起客户的名字。这是在卡尔年轻时或大脑认知能力较强时发生的事情。

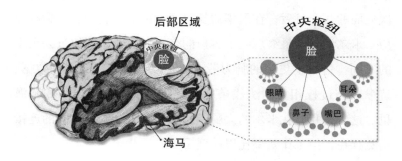

图1.3　重建感觉信息

　　卡尔视觉皮质和听觉皮质任何部位的损伤都可能会损害他记住名字的能力。例如，位于最低级枢纽的中风或肿瘤可能会阻碍血液流向较高级枢纽，从而阻碍面孔或名字的重建。但这种感觉流的阻断作用不仅会阻止感觉刺激到达其中央枢纽，还会导致皮质性失明或耳聋。罕见的神经退行性疾病会导致中度中枢功能障碍和死亡，这同样会阻碍面孔或名字的重建，并导致患者经历脱节的感知。甚至在一些病例中，界限分明的病灶位于最高级的中央枢纽。如果病变影响到面部中枢，患者将无法识别面孔，不仅是特定的面孔，而且是所有面孔，我们称之为面孔失认症。（如果你想了解更多关于这种疾病的信息，请参阅我一直怀念的前同事、才华横溢的神经学家奥利弗·萨克斯的杰作。[1]）

卡尔的神经系统检查似乎排除了其视觉皮质或听觉皮质受到损伤的情况。在做磁共振成像之前，为了进一步排除这两类损伤，我开始在我的初步评估中思考导致卡尔遗忘的其他解剖学来源。我让卡尔详细解释其症状时，他讲到了和新客户第一次见面的几个月后，在繁华的曼哈顿大街上再度相遇的那段经历。卡尔说，他最终想起了客户的名字，但花费了比过去更多的时间，付出了更多的脑力劳动。在以前，名字、棒球数据、诗歌或与侵权相关的法律条款会轻松地"蹦"到卡尔的脑海里。这告诉我，在卡尔的大脑中，面孔和名字中枢之间的连接仍然存在，但工作效率比以前低了。

· · ·

记忆通常都是"蹦"入其脑海的，卡尔的这种描述非常有力。许多形式的记忆都在潜意识中起作用。例如，让我能够写下这句话的习得运动技能的记忆，以及所有其他形式的记忆，都使用相同的突触可塑性机制来加强神经元之间的联系。其中可以有意识地唤起的记忆被称为"外显记忆"，其是由许多中央枢纽之间的联系形成的。当卡尔第一次见到新客户时，他不仅看到了她的脸、听到了她的名字，还记住了他们第一次相遇的地方（也就是他的办公室），以及见面的时间，有可能还包括其他元素，比如她的香水味。每一个组成部分都在卡尔大脑皮质的不同中枢重新构建，全部集中在后部记忆存储区，在同时体验时加强了连接。这些组成部分结合得越紧密，客户的外显记忆就越强烈地出现在卡尔的意识中。

这种结合的强度取决于大脑的一个独立结构——海马。我们有两个弯曲的、圆柱形的、小拇指大小的海马，深藏在颞叶底部。16 世纪的解剖学家经常利用文艺复兴时期的想象力给新发现的大脑结构贴上标签，并将看起来像海马的它们定义为C 形海马。由于海马具有雕塑般的优雅形态，解剖学家长期以来一直想知道它的作用，但直到 20 世纪 50 年代，其功能一直是个谜团。当时神经外科医生为控制一个 24 岁的难治性癫痫患者的病情，决定切除患者的部分大脑，主要是两侧的海马。虽然癫痫不再发作了，但手术后患者无法形成新的有意识记忆，而他在手术前几个月的有意识记忆基本完好，学习潜意识记忆的能力（例如学习执行新的运动任务）也基本完好。

当这位患者被介绍给一位新医生时，只要医生与他一起待在房间里，他就可以喊对医生的名字，并与医生交谈，大脑皮质的对话中枢功能正常。但是，如果医生离开房间几分钟后再回来，他不仅记不起医生的名字，甚至不记得见过医生，就连见到照顾他数十年的医生时，这种严重的病理性遗忘也会一再发作。他再也不能将脸和名字联系起来，也不能将大脑皮质的任何中枢联系起来，再也不会有任何新的语境、事件或地点作为有意识记忆出现在脑海中。手术后，虽然他活了 50 多年，没有任何精神上的痛苦，但上述后果显然是毁灭性的。他只是完全没有意识到自己的遗忘。

如今这名患者已经去世了，我们可以公开使用他的名字：

亨利·莫莱森。文学作品使用该名字的首字母来描述他，几十年后的今天，该案例研究屡被提及。虽然手术意图良好，但削弱亨利·莫莱森的认知能力并不是值得骄傲的成果。尽管如此，该病案是给后人留下的遗产，帮助我们开创了认知科学特别是记忆研究的新纪元。[2]经过几十年来数千次的研究，对海马如何帮助人们形成新的有意识记忆，我们现在有了更好的理解，虽然还不完整。

通过中央枢纽将信息结合起来是一个缓慢且审慎的过程。中枢神经元的树突棘，即与中枢相连的神经元，在受到刺激时会增殖，但这种增殖非常脆弱且不稳定。如果没有持续的刺激，它们往往会收缩。就像注意力不集中的一年级学生一样，中枢神经元被认为是记忆的"学习困难者"。海马克服了突触的不安分，像一个富有同情心但又严格的老师，耐心地教导这些不守规矩的新棘状突起稳定下来，并把这些中枢结合成有意识记忆。一旦中央枢纽接受了教育，后部区域存储了有意识的记忆，就不再需要海马这个老师而继续前进了。

有两个重要的发现揭示了海马皮质是有计划训练的。一是海马与大脑皮质的每个中枢都有直接的通信线路，功能就像老式的电话交换机。决定一个事件组成部分（时间、地点以及其他元素）的中央枢纽汇入海马，每个枢纽刺激海马神经元不同的部位。二是海马神经元的树突棘生长方式不同于皮质中枢神经元。海马神经元具有快速学习的能力，在共同刺激下，它们能迅速长出新的、完全稳定的、成熟的棘状突起。

当卡尔第一次见到客户时，定义了介绍性情景（代表客户的脸、名字，以及所有其他瞬间元素）的中央枢纽同时向其海马发出信号，每个枢纽共同刺激海马神经元的不同部位。如果说海马的不同区块是钢琴键盘上的琴键，那么会见客户则在卡尔的海马中触动了许多记忆音符的和弦。由于海马神经元的结合速度很快，短时间内海马就可以充当连接中枢的间接中介。一旦海马集中发起第一次会面时所有中央枢纽的注意力，它就可以通过协同刺激每个中枢来开始教学。渐渐地，在几周的过程中，中枢的树突棘克服了它们对学习的自然抵抗力，形成了稳定的棘状突起。在这一点上，有意识记忆被认为是独立于海马的，这是一件好事。因为海马神经元解构新棘状突起的速度与构造新棘状突起的速度一样快，就像一旦从其教学职责中释放出来，海马就会把课程资料撕碎，将其从记录中删除。

这就解释了为什么亨利·莫莱森不需要海马来回忆旧的记忆：其皮质完好无损，所有那些旧的记忆都已经完成海马的训练程序。然而一旦海马被移除，大脑将无法学习任何新的有意识记忆（见图1.4）。用专业术语来说，他得了"顺行性遗忘"。手术前几个月，他还出现了一些"逆行性遗忘"（不能记住旧的记忆）的症状。"逆行性遗忘"是在一个时间梯度上发生的，在过去几周发生的事件被完全遗忘，而在过去几个月发生的事件被忘记得较少。当先前存储在后部区域的记忆受到损害、中央枢纽中的信息被删除或者连接中央枢纽的桥梁坍塌时，就会发生真正的"逆行性遗忘"。这是一种没有任何时间梯度的密集型遗忘。在神经学上，这种记忆的密集丧失是一种罕见的事件，然而却是电视剧中常见的情节转折。

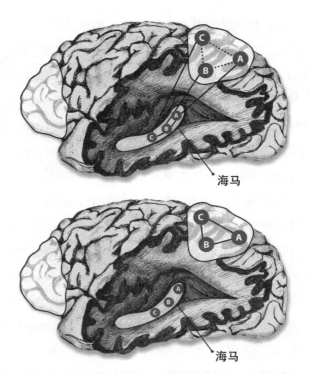

图1.4　海马与记忆的形成：上面是海马训练过程中，下面是训练结束后

· · ·

　　卡尔的海马被认为是其病理性遗忘的一个潜在来源，但其前额叶区域也同样有可能，该区域帮助我们从大脑后部的存储区域获取记忆。你可以把海马想象成电脑上的保存按钮。通过点击这个按钮，你将信息从临时记忆转移到长期记忆，从你的电脑屏幕转移到硬盘驱动器。如果之前你在保存屏幕上的信息时有过电脑死机的经历，那么你一定对亨利·莫莱森的生活有

所了解。只要在医生的办公室，亨利·莫莱森就能记住医生的名字和他在那段时间所经历的所有相关信息。但只要其注意力一分散（有时他的医生不得不离开房间，哪怕只是几分钟），信息就消失了。在认知上，集中注意力就相当于电脑屏幕一直开着。只要包含信息的文件是打开的，也就是说，只要你的注意力仍然集中在这件事上，你就可以记住这些信息。即便是短暂地转移注意力，也相当于关掉电脑。如果你没有将信息保存到长期记忆的存储区域，信息就永远丢失了。这个保存的过程就是海马要做的工作。

与后部区域相比，前额叶区域更像电脑操作系统的"打开"按钮。通过单击"打开"，你可以滚动浏览已保存的文件，检索正确的文件，并将其在电脑屏幕上重新打开。同样，前额叶皮质滚动浏览并回忆保存在皮质存储区域的记忆。

将海马类比为计算机的确很形象，但就像其他所有的类比一样，它也不是完美的。与在电脑上保存文件不同，在海马中保存记忆需要数周时间，这解释了为什么不同的人记忆新事物的能力不同。对一些人来说，比如卡尔年轻时，海马的运作效率比其他人高。另外，若没有"打开"指令，电脑则不能打开任何文件，因为电脑本身无法有效地记忆检索，然而患者虽然因为罕见的疾病或创伤性事故，前额叶区域功能减弱或丧失，却仍然能够检索和回忆以前存储的记忆，他们只是做得较慢或不那么准确。

回到教学这个隐喻，如果海马类似于学校老师，那么前额叶区域就更像学校图书管理员。检索记忆就像从学校图书馆里检索图书，你可能不用图书管理员的帮助就能找到你要找的书，但是一个好的图书管理员可以加快这个过程。随着卡尔的第一次问诊接近尾声，我怀疑其遗忘是由两个区域中某一个的功能障碍引起的：其记忆老师——海马，或者其记忆图书管理员——前额叶皮质。从理论上讲，这两个区域的功能减弱都可能导致同样的记忆疾病。在卡尔的案例中，有一些小技巧可以帮助区分这两个区域。我问他，忘记名字的问题是否只出现在他最近见过的客户身上，还是也出现在他多年前见过的客户身上。如果前额叶皮质是遗忘的来源，那么检索新记忆和旧记忆应该同样困难。如果卡尔只是记不住新客户的名字，那说明海马是病因。

我还问了卡尔有没有词汇使用上的困难。从我们年轻的时候起，大脑皮质就已经存储了大量的母语词汇。但大多数人都有过这样的经历：当话说到一半或故事讲到一半时，突然感觉找不到一个完美的词来表达，于是会用力回想。当这些语言空白出现频率越来越高时，神经学家就认为是前额叶皮质出了问题。

我也问了卡尔关于空间遗忘的问题。海马不仅与事件中的感觉元素相结合，在与空间元素相结合方面也非常出色，例如卡尔第一次与客户相见的办公室。我经常问患者，他们是否总把车停在哪里、如何在熟悉的驾驶路线上导航，或者把钥匙放在哪里。当你走出购物中心，准确地知道你的车在哪里，或者当你早上去上班能准确地记得钥匙放在哪里时，你就体验到了海马在工作。如果这些空间记忆随着时间的推移变得越来越困难，你的海马就在告诉你，也在提醒我（你的神经学家）：它们的功能开始发生变化。

卡尔很坚定地回答说，他从来不会忘记老客户的名字，他为自己丰富的词汇量感到自豪，在词汇使用上没有困难。但他也承认自己有罕见的空间遗忘现象，比如在带着孙子从商场出来后，他不确定自己把车停在了哪里。他总是把自己的过失归咎于商场的规模和喧闹，但仔细想想，他23岁的孙子却能很容易地想起车停在哪里。

在最初的评估结束时，我相当自信地认为已经找到了卡尔的认知问题。在卡尔的一生中，他的海马一直在"轰隆"运转，这使得其大脑皮质的中央枢纽能够比他的许多同龄人的中央枢纽更快更好地存储新记忆。其遗忘位于海马上，海马仍然在发挥作用，但比他年轻时效率低。

我试着向他解释我的想法。"好吧，"卡尔说，"斯莫尔医生，我对你的医术表示赞叹，但病因是什么呢？"我请他耐心等待，并承诺在我们完成一系列测试后，在他之后随访的时候，我会让他知道原因。

海马功能的减退在极少数情况下是明显的结构损伤造成的，例如中风或肿瘤，或是由罕见的激素或维生素缺乏引起的。我通过磁共振成像和血液测试排除了这些可能性。对于像卡尔这样的病例，最重要的测试是一个正式的神经心理学评估。这种评估与那些烦人的智商测试类似，是由神经心理学家进行的，由纸笔测试或电脑测试组成，旨在询问大脑认知区域的功能。"认知区域"包括与记忆有关的区域，以及与语言、计算、操纵空间物体或进行抽象推理能力有关的区域。在过去几十年里，这些测试已经标准化，并运用在不同年龄、性别、教育程度和种族背景的患者中。这些测试是我们能达到的最接近客观现实的认知测量，几乎就像心脏病专家使用的心电图。在卡尔的例子中，测试证实了其前额叶皮质是正常的，但是海马却表现不佳。因为很多人已经做过这些测试，包括与卡尔同龄和受教育程度相同的人，神经心理学家可以估计出卡尔的海马在他年轻时的表现。他目前的海马功能虽然不比其他 70 多岁人的海马功能差，但明显低于人口统计中年轻人的海马功能。卡尔正在经历与年龄相关的海马记忆功能衰退。

一个 70 多岁的人海马记忆功能逐渐衰退有两个可能的原因：早期的阿尔茨海默病或正常衰老。阿尔茨海默病起初会影响海马，导致在形成新的有意识记忆方面出现轻微困难。随着时间的推移，这种疾病会蔓延到其他皮质区域，如颞叶、顶叶和额叶，导致范围更广、更严重的认知缺陷，这是老年痴呆的一个明显特征。但是，海马的功能完整性也会因衰老过程中的正常磨损而减弱，这相当于大脑的老花眼，即随着年龄的增长，所有人都会出现正常的视力下降。

目前，我们还没有精确的测试来区分早期的阿尔茨海默病和正常衰老，但这种情况即将发生改变。研究人员正在完善最新开发的脑脊液测试，以检测阿尔茨海默病的组织学性大脑异常的证据：大脑中的淀粉样斑和神经原纤维缠结。这些测试的准确性目前正在评估中，它们即将进入临床试验。

另一种区分由早期的阿尔茨海默病引起的海马功能障碍和

正常衰老的方法依赖于一个关于海马的事实。[3] 在过去的20世纪，自从神经学家使用可以染色单个神经元的脑染色剂以来，这个事实已经显现。更现代的工具已经阐明海马是由几个不同种类的神经元组成的，它们聚集在相互连接的不同区域中。所以，海马不仅是一个单一的大脑结构，它也被认为是一个大脑回路，它的所有区域都是回路的节点。海马区是由神经元组成的小岛，只有几平方毫米，这意味着要在活着的患者大脑中看到它们，需要一个具有亚毫米分辨率的大脑扫描仪。我的实验室最著名的创新之一是优化了磁共振成像脑部扫描仪，提高了分辨率，并能快速检测单个海马区的功能障碍。利用这些工具，我们发现虽然早期的阿尔茨海默病和正常衰老都会影响海马的功能，但它们是通过针对不同的海马区来实现的。这些成像测试目前正在对跟踪多年的数百人进行评估，这是了解如何准确地区分早期的阿尔茨海默病与正常衰老的唯一方法。我们很快就会得到答案。

但对卡尔来说还不够快。即使没有确凿的证据，也要尽可能准确地诊断，这是医生的义务。在卡尔的随访中，我手里拿着他所有的测试结果，坦诚地和他讨论了这两种可能性，以及为什么当时我的临床诊断倾向于是由正常衰老引起的记忆衰退，而不是阿尔茨海默病。同时，我解释了要完全确定诊断结果有何困难，以及研究现状如何。这时卡尔的诉讼技巧开始派上用场了。他用了一连串的问题盘问我，包括我是如何得出结论的，并确定我的知识范围有局限性。他问道："记忆是什么？""它是怎么形成的？""海马是做什么的？"

无论你把这种辩论称为塔木德式风格还是苏格拉底式风格，我都可以参与其中。塔木德式风格是一种我在以色列长大时在犹太学校中第一次遇到的辩论风格；苏格拉底式风格是一种形成科学论述基础的风格。事实上，我喜欢辩论，尤其是带着丰富的学识巧妙地参与其中。卡尔口若悬河，富有律师的幽默感，这对他很有帮助。例如，当听到亨利·莫莱森的案例时，他扬起眉毛，兴高采烈地问那位神经外科医生是否曾因剥夺患者的记忆能力而被起诉。

尽管卡尔对我无法确诊感到沮丧，但听到我认为他没患阿尔茨海默病时，他还是松了口气。于是他接着问我认知老化导致的记忆丧失有何治疗方法。对于从事生物医学领域的人来说，一个较为宽泛的问题是，我们是否应该投入资源来寻找治愈正常衰老过程中出现的疾病的疗法。一种观点认为，我们应该只关注阿尔茨海默病，因为它是一种真正的疾病，而且是灾难性的。

在 1999 年的一次采访中，我对这个问题表示担忧，这让我和制药行业的人都陷入了困境。在发表了我的第一篇关于认知老化的论文后，我被邀请在美国有线电视新闻网（CNN）上接受采访。我漫不经心地向采访者提出了一个有争议的问题，即我们是否应该研发"大脑伟哥"（Viagra for the mind），这后来成为那次采访报道的题目。对认知老化的神经生物学长达 20 年的后续研究帮助我们找到了这个问题的答案——也许更重要的是对认知老化的个人后果和社会后果的研究。

2009 年，我受邀帮助组织一个关于认知老化的研讨会，与会者包括生物伦理学家和美国食品药品监督管理局（FDA）的代表。在这次以及随后的论坛上逐渐达成的共识是，开发治疗与年龄相关的正常记忆衰退的干预措施是有效且合理的，因为这对人们的生活有重要的影响，现在人们的生活比以往任何时候都更加复杂和艰难。正如发明老花镜以及手术是正确且合理的一样，试图矫正认知老化在生物伦理上也是正确的。

我支持这一观点，但仍然相信生活方式的干预，比如行为或饮食的改变比药物更适合治疗认知老化。我们每个人身上都会发生认知老化。随着在全球范围内人类寿命的延长，认知老化正成为一种世界性的流行病。如果能在生活方式中找到有效的干预措施，它们会比药物更好地确保人人都能获得平等的医疗服务。它们对大脑的影响比药物更微妙，也更适合认知老化中的病理生理学。

我的实验室和其他实验室一直在研究体育锻炼和饮食干预对认知老化的影响，也有实验室在研究认知锻炼对认知老化的影响。[4] 虽然我们有理由相信，饮食干预和认知锻炼都将有助于改善认知老化，但只有体育锻炼符合临床推荐的最低标准，因此这就是我给卡尔开出的处方。当我感觉到他更愿意让我给他开一种药物时，我鼓起勇气准备再接受一次卡尔友好的盘问，我认为这也是合乎情理的。毕竟，运动并不能治愈认知老化。但也许是因为我告诉卡尔他没有患阿尔茨海默病，他感到宽慰；或者是由于我坦率地承认自己作为一名医生的能力有限，他很欣赏，总之卡尔似乎很满意。"很好，"他带着一种无可奈何的苦笑说，"我妻子会很高兴的。她一直在担心我的体重。"

我也建议他继续找我进行后续的临床治疗。在没有诊断测试和医学确定性的情况下，长期追踪卡尔的认知和临床轨迹是判断诊断结果是否正确的最好方法。卡尔决定参加由记忆障碍中心提供的一些研究。第一项是由美国国立卫生研究院（NIH）资助的观察性研究，该研究将通过反复的神经心理测试和磁共振成像对患者进行一段时间的跟踪。第二项是在生命结束时进行的尸体解剖研究。我解释说，这是唯一能绝对确定地知道其真实诊断结果的方法，另外还有一个好处，那就是死后的脑组织对研究很重要。他立刻接受了这个提议，并怪声怪气地宣称他捐献大脑是"为了科学"。我渐渐明白那是卡尔的一贯作风，他的虚张声势在平静的担忧之上发出讽刺的声音。他主要是担忧他的孩子和孙子，如果尸检结果显示是阿尔茨海默病，他就会担心这可能与基因有关。

卡尔每半年来一次我的办公室。他总是穿戴整洁地在我的候诊室里踱步，并带着一种发自内心的愉悦。他会问我他读过的各种增强记忆的方法（从补品到冥想再到瑜伽）是否有效，他还经常引用新闻片段作为证据。我对任何事物都持开放态度，也很谦虚地承认对这个领域的无知，我会审视他的建议，经常下载并阅读那些声称具有认知疗效的出版物。有些主张相对可信，但没有一个符合临床推荐的标准。对于那些无害的方法，我建议他去探索尝试一下，并让我知道结果如何——可能令人惊讶，也可能不足为奇。卡尔最终开始享受冥想，并坚持了下去，然而却没有效果。在临床上，卡尔每半年接受一次评估，直到 11 年后因心脏原因去世。在认知方面，卡尔的海马功能障碍，即记忆丧失略有恶化，但未扩散到大脑的其他区域，未造成严重的认知障碍或痴呆，因此支持了正常衰老、无病衰老、认知衰老的诊断。

最终的确认来自尸检。手术完成后，我乘电梯来到医院地下室的病理套房，和神经病理学家一起检查卡尔的脑部切片。那时我已经研究大脑近 30 年，其间对这个特殊的大脑研究了 11 年。但不管研究大脑多久，当面对一个认识的人死后的大脑时，我的敬畏感都是有增无减的。再多的知识也无法弥合这些组织和那个活生生的人之间的鸿沟——无论有多少亿个神经元，它们的突触连接是多么错综复杂，它们的网状结构是多么华丽。

当然，这位神经病理学家并不认识卡尔，也没有注意到我在观察我心爱的患者时所经历的理智上与情感上的眩晕。卡尔的大脑切片按照精密的解剖顺序被冷冰冰地展示在不锈钢器皿上，就像检查肝脏或肾脏的切片一样，这位神经病理学家冷静地一片片地检查卡尔的大脑，然后在显微镜下选择切片。他在卡尔曾经血红的海马或爆裂的皮质中，没有发现淀粉样斑或广泛的神经原纤维缠结的证据。也就是说，卡尔没有罹患阿尔茨海默病。

· · ·

即使在卡尔记忆力的巅峰时期，他的记忆力也从来没有完美过。在一次交谈中，我发现他爱好文学，于是给了他《博闻强记的富内斯》让他读。尽管他欣赏这篇小说的写作质量，也明白其中的意义，但他仍然觉得这只是一个关于傲慢的巧妙比喻。他坚持认为照片式记忆是一种超能力。我相信，关于遗忘的新兴科学以及在卡尔去世前十多年发表的关键发现，能帮助我说服这位好辩的朋友：照片式记忆是一种灾难。这些研究阐明了神经元的分子机制和积极控制正常遗忘的突触。他们的研究结果与更古老、更容易理解的记忆科学形成了有趣的对比，后者通过几十年的研究已经确定，树突棘的生长是记忆神经元的特征。

对遗忘科学的最初研究表明，遗忘的神经元特征是记忆的逆转，即树突棘数量或大小的缩减。因此，我们有理由认为，遗忘只是错误的记忆，是记忆的棘状突起生长工具的被动锈蚀。这种类型的遗忘发生在正常衰老或者阿尔茨海默病这两种形式的病理性遗忘中，正常衰老就像卡尔那样。但事实证明，在正常遗忘中情况并非如此。过去几年的新发现揭示了一组与正常遗忘有关的完全独立的分子，这是一个与棘状突起生长不同的"分子工具箱"。当这个"遗忘工具箱"被打开时，工具会小心翼翼地拆开棘状突起，缩减其大小。

大自然赋予我们独立的"分子工具箱"，一方面积极致力于记忆，另一方面则致力于遗忘，这显然驳斥了遗忘只是记忆衰退这一普遍观点。[5] 但这并不意味着通常发生的遗忘是有益的，这是一个诱人但可能错误的结论。例如，大自然给了我们每个人一个阑尾。"遗忘工具箱"可能没有任何有益的功能，只是从某个古代时期遗留下来的东西。甚至，它比无害的遗留物还糟糕，因为在认知丰富且变幻莫测的新环境中，它可能是有害的。也许一旦进化赶上了新的认知压力，跟随它缓慢的节拍器，我们将摆脱困扰所有人的"遗忘工具箱"，进化成计算机云并拥有无限的记忆能力，永远不会忘记事情。

但最近的研究表明，"遗忘工具箱"确实存在有益的用途，它为我们复杂的世界提供了一个完美的优势。遗忘是一种认知天赋。我们对突触可塑性动力学的理解已经扩展，突触可塑性被定义为神经元连接强度与经验的变化。与汽车引擎或任何其他复杂的动力系统一样，突触可塑性需要"加速器"和"制动器"。棘状突起缩减受"遗忘工具箱"的控制，并遵循与"记忆工具箱"棘状突起生长相同的两条规则，只是方向相反。棘状突起生长是在神经元接收同步输入时被触发的，而当输入不同步时，或者当神经元接收覆盖之前输入的新输入时，棘状突起缩减的活跃过程就会发生。就像"记忆工具箱"缓慢而稳定地棘状突起生长一样，"遗忘工具箱"小心地棘状突起缩减。

"遗忘工具箱"的好处在动物模型中表现得最明显，尤其是苍蝇和老鼠。在动物模型中，每个工具箱中特定分子的功能都可以被选择性地操纵，并且可以观察随后发生的行为。由于伦理原因，这些类型的操纵不能在人类身上进行。我们将在后文中讨论，偶然的基因突变发人深省。我们不可能确切地知道不会说话的动物是否会经历这种有意识记忆的特殊"爆发"，但我怀疑饲养宠物的人会经历。无论如何，神经生物学家已经设计出有效的行为测试，比如人类的神经心理学测试，在实验室中评估动物的这些复杂记忆。

所有动物的神经元看起来几乎相同，包括最重要的突触，以至于经验丰富的神经生物学家都很难区分苍蝇、老鼠和人类的神经元或突触。我们的神经元中都有类似的补体分子，而正是这些分子（通常是蛋白质），控制着细胞的结构和功能。不足为奇的是，在所有动物的神经元中，记忆和遗忘的关键分子几乎都是相同的。那么，在使用一系列分子工具的动物模型中，当遗忘分子被抑制，防止正常遗忘时会发生什么呢？随之而来的是认知上和情感上的混乱。而当遗忘分子被激活，正常遗忘被加速时，认知和情感指标都将得到改善。更确切地说，正如本书所阐述的那样，正常记忆和正常遗忘将协同工作，来平衡我们的大脑，使我们能够健康地参与到混乱的甚至时而令人痛苦的环境中。

· · ·

我们一生都在学习，我很遗憾没有机会向卡尔讲述我现在更好地理解了什么，这门新兴的遗忘科学教会了我们什么——他的大脑被赋予了遗忘的能力。不是他在晚年经历的加速遗忘，而是他在年轻时经历的遗忘。晚年经历的加速遗忘是病理性的。拥有只记忆不遗忘大脑的人更擅长引用棒球数据和背诵诗歌，他们在一个亘古不变的世界中表现得更为出色，比如比尔·默里在《土拨鼠之日》中扮演的角色，日复一日地在固定的环境中航行。这些人的大脑就像法律图书馆里成堆的侵权行为书籍一样，很容易被查阅和记住，他们永远不会忘记所受到的伤害。但是，正如我们将在后文中看到的，一个只记忆而不遗忘的大脑将会把有意义生活的各个方面都弄得一团糟。

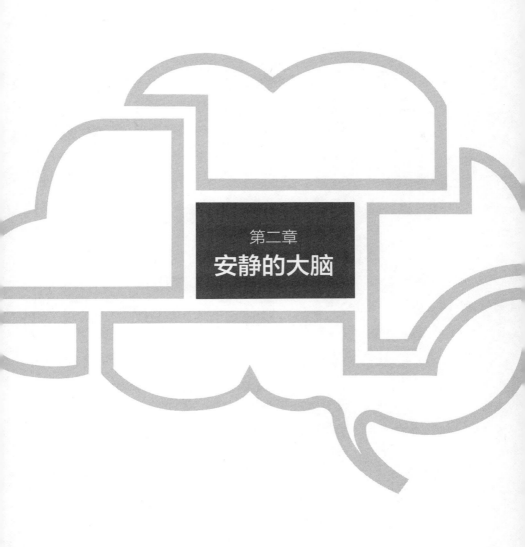

第二章

安静的大脑

弗雷迪刚上小学一年级，喜欢在上学路上唱歌——在看儿科医生时，弗雷迪的母亲这样温柔地描述他。也许她是在为这一问诊的真正目的而强化信念，或者是在试图说服自己，尽管她的儿子行为有些古怪，但这真的不是什么问题。如果是这样，那真相很快就要揭开了。弗雷迪的母亲先对他做了一些正面描述，例如，弗雷迪对歌曲和数字都有很好的记忆力，但是随后她泪流满面地说，弗雷迪最近的行为变得难以控制，扰乱了他在家庭和学校的生活。通常情况下，弗雷迪是个可爱的孩子，但他会突然对日常生活中和周围的一切变化感到愤怒。例如，家里书架上一本书的位置若稍有变化，就足以引起他不满，如果书没有被立即摆正，他就会大发脾气。日常生活几乎程式化了，因为他坚决要求一切必须保持原样。如果母亲想走另外一条路送他去学校，他就会勃然大怒，并毁掉两个人手拉手一起唱歌的美好时光。

　　弗雷迪的儿科医生利奥·坎纳（他将其患者称为"弗雷德

里希")于20世纪中叶在约翰·霍普金斯大学有过丰富的执业经历。他注意到，他从其他4~8岁患者的父母那里也听到过类似的抱怨。例如，如果每天晚上餐具的摆放方式不一样，有个叫查理的孩子就会大发雷霆，其家人只好将镀银餐具完全按照查理记忆中的样子重新摆放好，查理才会坐下吃饭。又如，家里的墙上出现了一道裂缝，那道裂缝小到家里其他人都没有注意到，但这让一个叫苏珊的女孩焦虑不安。再如，一个叫理查德的孩子，他的偏执在睡前流程上体现得最为明显，他坚持遵循一个精确且重复的事件序列。

坎纳，这位被称为儿童精神病学之父的人，将这些案例研究收集到两本开创性的专著中，并描述了一种新的儿科疾病。[1]其中第二项研究发表于1951年，名为"早期婴儿孤独症的整体和部分概念"，论述了坎纳认为的孤独症谱系障碍的核心特征。"孤独症儿童渴望生活在一个静止的世界里，一个不能容忍有任何改变的世界里，"坎纳写道，"他们偏执地希望一切都保持一致，而且不惜代价地维持现状。"大约在同一时期，博尔赫斯撰写了其神经科学小说《博闻强记的富内斯》，讲述了由创伤引起的照片式记忆如何导致故事的平凡主角富内斯产生了保持一致的强迫性欲望。坎纳写道，孤独症儿童只要看到或听到任何与他们记忆中照片般或录音般精确细节不符的东西，就会变得焦躁不安。

我们大多数人在经过一个堆满书的书架时，很少会注意到其中有一本书不见了或被调换了位置。"以树见林"或者在这种情况下的"以书见书架"，就是心理学家所说的"概括"，这是一种认知能力，它能让我们从组成部分中提取出一般模式，并将各个组成部分综合归纳并整合成一个统一的整体。坎纳认为，对于具有典型认知能力的儿童，各个组成部分很容易被重建并视为一个整体，相比之下，孤独症儿童则过度关注各个组成部分。

与富内斯一样，弗雷迪和许多被坎纳诊断为孤独症的孩子都有非凡的记忆力，但这是一种缺乏综合联想能力的记忆，有时被称为机械记忆。只听一遍就记住一首歌的歌词和曲调，一口气背诵出一长串数字，这些都是机械记忆的例子。坎纳并没有明确地将任何类型的记忆与从部分中识别整体的能力联系起来。但是，博尔赫斯指出，对思维活动的文学洞察力往往早于科学知识，记忆需要通过正常遗忘来平衡，这样一个人才能在认知上进行概括。由于不能遗忘，年轻的富内斯不能将感官经验进行归纳，例如，他认不出他在晨光中看到的狗和他在黄昏中看到的狗是同一只。富内斯发现，在生活的不断波动中，唯一的喘息办法是使其生活惯例化，并通过把自己关在灯光昏暗、安静、一成不变的卧室里来减少感官过载。

现在科学研究有了很大的进步。遗忘这门新科学的研究表明，博尔赫斯这部科幻小说中所隐含的假设是正确的：我们依靠正常遗忘来进行认知概括。[2] 科学不仅证实了博尔赫斯的假设，而且开始解释为什么遗忘是健康认知所必需的，以及如何遗忘才能进行健康认知。

研究动物模型的科学家依赖对老鼠和苍蝇的研究来验证和解释博尔赫斯的见解。但是，对大脑如何从遗忘中受益，以及遗忘如何帮助我们在认知上参与不断波动的世界，研究孤独症的临床科学家有了更深入的理解。许多临床科学家坚持把多元孤独症称为一组障碍，因为人们认为孤独症没有一个统一的病因。有些人，包括一些家庭主张孤独症甚至不是一种疾病，而只是我们社会技能正常变异的一种极端形式。无论孤独症是多重障碍、一种障碍，还是根本没有障碍，最近的遗传学研究已经确定一组可靠的基因，其功能在孤独症患者身上发生了改变。这些基因中有很多已被证明是在遗忘过程中起作用的"分子工具箱"的一部分，也有很多已被发现能减少遗忘，它们为坎纳的构想提供了一种神经生物学的解释，即许多孤独症患者拼命寻求同一性，以努力减少引发焦虑的认知混乱。

这项研究可以帮助解决看似正常遗忘的谜团：为什么遗忘对认知是有益的。毕竟，这是在给大脑做减法而不是做加法。

· · ·

假设今天早上你在自己的床上醒来，而不是在异国他乡的新家，那么你在一天中的许多行为将取决于你现有的记忆有多灵活。事实上，这些行为更多地依赖这种灵活性，而不是大脑皮质记忆容量所包含的树突棘的数量和大小，或者海马能在多大程度上用新信息填充大脑皮质的记忆存储。当昨天的信息略有改变时，例如早上的惯例、每天的通勤、工作时与同事的互动或晚餐时与家人的交谈，你就表现出了行为的灵活性。可以想象，如果头脑僵化，我们将会多么痛苦。无论生活如何惯例化，对现有记忆的持续改变对于我们适应快速变化的世界都至关重要。正如最完美的房屋改造通常是拆除与新建相结合一样，大脑对于行为灵活性的最佳解决方案同样是在记忆和主动遗忘之间取得平衡。

在上一章中，我们看到神经生物学分离出两种不同的分子机制：一种用于记忆，另一种用于遗忘。科学家现在将实验工具应用到动物模型上，这让他们获得了记忆与遗忘通道的控制旋钮。有了控制记忆与遗忘的能力，他们可以测量不同操作如何影响动物的行为。例如，动物学习走出迷宫的最快方法时，记忆机制显然需要"打开"并被激活。记忆力越强，越能更快地记住错综复杂的迷宫和逃跑路线。动物掌握了路线后，迷宫可以稍做改变，这样动物就必须学习一个稍微不同的路线。学习替代路径时，修改先前建立的关于迷宫的记忆比从零开始形成全新的记忆更有效。你可能认为提高记忆会更有帮助，但在这个例子和其他行为灵活性的例子中，学习替代路径的效率和速度实际上更多地取决于遗忘。打开遗忘旋钮，而不去触动记忆旋钮，是更快地学会一条备用路线并走出熟悉迷宫的方法。因此，行为的灵活性就像用大理石雕刻一样，遗忘占据主导地位。[3]

回想一下，在分子水平上，增强记忆和遗忘的机制对所有动物（从苍蝇到老鼠再到人类）是如何等效的。我们都有相同的"分子工具箱"，通过棘状突起生长来增强记忆，通过棘状突起缩减来增强遗忘。然而，尽管在动物模型中发现了遗忘对于行为灵活性有好处，但人类总可能有某种特殊性。有一种方法可以证实遗忘对于行为灵活性至关重要，即使对人类来说也是如此，那就是找到那些基因构成中没有遗忘能力的个体，并确定这是否会影响以及如何影响其行为灵活性。大自然以其广泛的多样性为我们提供了这个机会——孤独症。

· · ·

20世纪90年代初，我在加州大学洛杉矶分校内科实习时，第一次见到了丹尼尔·格施文德博士，他现在是世界上最杰出的孤独症专家之一。那年是丹尼尔在加州大学洛杉矶分校担任神经病学住院医师的第一年，在成为神经学家的学术道路上他比我早了一年。尽管他留在了加州大学洛杉矶分校，而我搬到了东部的哥伦比亚大学完成了实习，但由于三个共同点，我们在早期职业生涯中建立了一生的友谊。一是我们均持大脑简化主义的观点，即相信所有的行为，无论多么复杂，均可以归结为细胞和分子组成部分；二是我们均秉承超越科学的怀疑态度；三是我们都有一种对欺骗的敏感性，可以接近荒谬的边缘（人们经常这样跟我们说）。

丹尼尔的定量思维让他在大学研究化学、在研究生阶段完成人类遗传学学习并获得医学博士学位时都受益匪浅。虽然这种教育背景使他对基因的化学组成和功能有了深刻理解，但这并不是丹尼尔及其研究项目的与众不同之处。在丹尼尔开始接受高等教育时，"基因革命"已经有几十年的历史，并且已经揭开了这个过程的神秘面纱。在这个过程中，每个基因中的代码被"表达",以产生控制所有细胞功能的蛋白质。在医学上，这场革命使人们发现了突变（单个基因的小故障）是如何导致镰状细胞贫血等罕见遗传疾病的。然而，这些医学发现主要局限于"简单"的基因驱动疾病。每个细胞有两万多个基因，在这种情况下，"简单"是指单一的基因突变就足以引起疾病，而"复杂"的疾病是由大量微小的基因故障和一系列环境因素的相互作用引起的。

在丹尼尔进入遗传学领域时，人们正在开发新的工具来同时研究数千个基因的功能，将该领域的触角延伸到复杂疾病的分子生物学。在这个领域，丹尼尔的智力禀赋，也就是其整合大量信息形成统一概念的非凡能力，使他及其研究项目蓬勃发展。丹尼尔并没有逐一关注每个基因是如何发挥作用或发生故障的。丹尼尔是一个研究小组的先锋，他们设计了新方法来阐明数百个基因如何在基因网络中共同发挥作用。正是基于这些研究人员的努力，现在才有可能提出这样的问题：数百种基因错误，每一种都有微妙的影响，它们是如何共同导致复杂疾病中的基因网络出现故障的？

一个能够整合大量复杂信息的头脑，在处理复杂的生活时也是有用的。我一直认为，如果丹尼尔的医学职业生涯结束的话，那么他会成为一名出色的人生导师，不过那会是医学界的巨大损失。虽然我们年龄相仿，但丹尼尔似乎很早就明白了人生的真谛。那时我们还都是加州大学洛杉矶分校的年轻实习生，他已经有了幸福的婚姻，住在圣莫尼卡一个豪华的西班牙殖民时代的大房子里，房前种着棕榈树，后院草地里种着叶子花。相比之下，我孤身一人，名下只有一只手提箱，在威尼斯海滩边一间破旧的沙色小屋里租了一间小房间。（我最终还是在实习结束时遇到了现在的妻子，这也是尽管我是一个"死忠"的纽约人，但我对洛杉矶总是很温柔的原因之一。）多年来，我和丹尼尔一直在进行关于东西海岸的激烈辩论，探讨普通高等教育特别是神经学教育的质量、餐厅和艺术场所、洛杉矶的阳光与纽约季节的好坏。

其中有一场辩论，丹尼尔赢了。我一直主张，无论一种大脑疾病的最终行为表现得多么复杂，例如阿尔茨海默病中的痴呆，精神分裂症中的精神错乱，帕金森病中的运动障碍，它们在扩散到更大范围之前，总是针对大脑结构中的某一个独特部分。我的工作一直以这一原则为指导，这是"解剖生物学"的基本原则。解剖生物学这个概念最早出现于19世纪，在20世纪得到证实，它认为大脑的每个区域都容纳着不同的神经元种群，所以大脑的各个区域会选择性地易受不同疾病的影响。通过使用复杂的神经成像工具来绘制疾病的早期阶段，我的实验室应用解剖生物学的逻辑来区分阿尔茨海默病和认知衰老，分离不同的分子缺陷，并启动治疗方案。选择易损性也被记录在大量其他复杂的神经系统疾病中，例如帕金森病、亨廷顿病、肌萎缩侧索硬化以及某些精神疾病，比如精神分裂症和抑郁症，这些疾病最初攻击的都是大脑的某一个区域。

因此一开始我和丹尼尔讨论孤独症的时候，我坚持认为，无论它最终的行为表现多么复杂，它都应该遵循解剖学和生物学的原则：大脑中一定有一个区域是孤独症的解剖学来源，是其原点。丹尼尔不赞同我的观点。现在我承认，经过几十年的严谨研究，神经成像技术已经应用于许多孤独症患者的一生，我的观点似乎不太可能，看来丹尼尔一直都是对的。虽然孤独症不会影响人类的整个大脑——没有任何疾病会影响整个大脑——但它似乎推翻了只有一个选择易损性的大脑区域的观点。[4]

然而，丹尼尔开创性的基因研究结果显示了一种不同的选择易损性：它不是整个大脑的易损性，而是神经元内部的易损性。丹尼尔与其他许多实验室的研究均表明，几乎所有与孤独症相关基因所表达的蛋白质，都在神经元中的一个选择性区域发挥作用：树突棘。[5]区域易损性的前提是，一旦你确定了在哪里，你就可以问"为什么在那里"。如果你能回答这个问题，你就有可能理解任何大脑状况的机制。这些改变了的蛋白质在树突棘中做什么？事实证明，孤独症相关基因网络的一个主要趋势就是联合抵制增强遗忘的分子途径。作为一个群体，孤独症患者的遗忘控制旋钮似乎被关闭了。[6]

遗忘的减少可以解释为什么一些孤独症患者有特殊的机械记忆，有时被称为博学。"博学之士"是一个术语，用来形容那些有特殊认知能力的人，在这里是指死记硬背，就像《雨人》里达斯汀·霍夫曼所扮演的角色。[7]在比较了博学孤独症和非博学孤独症差异的为数不多的神经成像研究中，多数研究表明，博学孤独症与更大的皮质有关，而在皮质中，最厚的区域是在皮质的中央枢纽附近。在"博学之士"身上观察到的这种记忆与那些海马功能优越的人的记忆不同。海马的作用是把复杂事件的众多组成部分结合起来，分布在多个皮质中枢，从而形成新的有意识记忆。闭上眼睛，想想你小时候的卧室。在海马的作用下，你的大脑现在可以弹出房间的三维空间，你的眼睛可以在多个维度旋转，可能是顺时针看你的桌子，提醒你做讨厌的家庭作业，也可能是逆时针看你床单上的图案，向上看你可能会注意到旧的照明设备，向下看你可能会注意到一块熟悉的地毯变色斑块（并想起它背后的故事）。这种对认知空间的回忆漫游是最典型的有意识记忆，海马通过将地点与物体和时间结合起来进行构建。但是，这种类型的记忆并不是孤独症的特殊之处。事实上，孤独症患者通常在正式的海马依赖性记忆测试中表现较差。[8]

特殊的机械记忆是非常不同的。再次闭上眼睛，想一组以字母 t 开头、包含元音 o 的单词。让我们假设你想到的其中一个单词是"tool"（工具）。想到这个单词不需要在回忆的认知空间中漫游，也不需要任何联想，比如想象一把锤子或想到一个碰巧是木匠的熟人。换句话说，这不需要联想回忆，也不需要重新激活多个皮质中枢。在记忆图书管理员（前额叶皮质）的帮助下，这个单词就像机器般自动出现在你的大脑，就像你背诵清单上的单词一样。不可否认的是，像"工具"这样的名词在认知上比"尽管"这样的连词更有黏性，因为它们很容易与时间和地点上的其他特征和事件联系起来，而且可能在海马的帮助下偷偷地出现在你的清单上。事实上，记忆专家的一个常见伎俩就是在机械记忆的时候，利用海马来美化记忆。这些记忆专家通过在每个项目周围创造一个虚构的认知空间——一个认知剧场，将一个项目与一个虚构的、由尽可能多的项目组成的地方连接起来，从而在一次测试中快速学习数十个项目。但是这种海马的把戏并不是我们大多数人背诵日期、事实和词汇的方式，当然也不是"博学之士"在孤独症中的记忆方式。机械记忆依赖大脑皮质中枢的功能，与联想记忆不同，机械记忆对海马的依赖很小。

虽然这些增强认知的技能很迷人，并能带来一些好处，但它们在大多数孤独症患者中并不存在。所有孤独症患者的行为都是僵化刻板的，以至于在考虑孤独症的诊断时，"重复和限制性行为"是一个必要的临床特征。孤独症患者行为僵化刻板（比如富内斯从未离开过自己的房间，弗雷迪坚持走同样的路线回家，理查德坚持遵循相同的就寝时间）的原因之一似乎与他们的遗忘能力减弱、记忆变得迟钝，以及他们难以塑造大脑皮质中已存在的记忆有关。

与动物相关的研究支持这一解释。当基因被操控来表达许多与孤独症有关的基因改变——这些基因是"遗忘工具箱"的一部分——它们会导致树突棘生长并减少遗忘。[9]这些动物的遗忘障碍与反复走同样路线逃出迷宫的强烈偏执有关——就像弗雷迪和他走同样路线去学校的偏执一样——即使它们会从另一条路线中受益。

· · ·

即使正常遗忘方面的缺陷是孤独症中行为僵化刻板的部分原因，但其不能完全解释孤独症患者为何痴迷于一成不变。如果遗忘这把记忆的凿子已经钝了，那你学会走一条新的回家路线的速度可能会更慢，并且会因为学习新路线而感到沮丧，因此宁愿不要改变。但我们大多数人最终都会适应，当然前提是行为上的改变是有益的。即使是在情绪化的童年时期，大多数人也不会像一些孤独症儿童那样表现出强烈的情绪波动。

如坎纳所言，一定有其他因素在起作用，来解释为什么孤独症儿童在一成不变中寻求安慰，为什么微小的变化会引发焦虑。事实上，遗忘对我们的认知能力还有一个更重要的好处，它可以更好地解释这种对一成不变的需求。这种认知能力不像简单地帮助我们塑造记忆和增加行为灵活性那么明显，它深植于我们体内，只有在没有这种能力时才会欣赏它。对于博尔赫斯笔下的虚构人物来说，失去遗忘能力的最严重后果就是失去认知概括的能力。无论是一只狗还是他反复接触的任何其他物体——甚至是在镜子里看到自己——他的大脑将每一个感知都标记为绝对不同的新感知。的确，随着一天中光线的变化，不同的物体会向视觉皮质投射不同的信息。然而，大多数人的大脑很容易推算出是"同一只狗"或"同一个人"。然而，没有了遗忘的能力，富内斯就失去了概括、提取要点或格式塔[1]的能力（我们最强大的认知能力之一），这有助于解释孤独症患者对一成不变的需求。

虽然在老鼠和苍蝇身上的实验已经清楚地证明了遗忘对于行为灵活性十分重要，但计算科学证实遗忘在人类归纳能力中

---

[1] 即对整体的认知，强调经验和行为的完整性。——编者注

发挥了很大作用。假设从数以百计的数码照片中筛选并找出三张相同的脸，尽管每张照片的视觉信息不同，但你的大脑马上就认出了这个人。不同的灯光可以改变其脸部的颜色，不同的角度可以改变脸部的形状，不同的发型、头饰、眼镜、化妆或不化妆都会改变其面部特征，尽管如此，你的大脑还是会计算并识别出是否为同一个人。当计算机算法的设计开始大量借鉴大脑的工作方式时，人工智能中的信息处理方式就发生了转变。面部识别已经成为人工智能的一个重要领域，因为它不仅对谷歌搜索或找到你相片库里的人很有帮助，而且对执法也很有用。当计算机算法开始模仿人类的大脑皮质如何组织、处理和存储信息时，人工智能中的面部识别就得到了显著改善。

面部识别是"识别记忆"的一个例子，它在程序上不同于"回想记忆"。"回想记忆"指的是向你展示一个以前学过的东西，然后问你是否认识它。突触可塑性使我们能够识别一张脸，这种可塑性发生在我们的视觉中枢。你并不一定需要海马来识别一张脸，因为你不需要把多个中央枢纽捆绑成一个多成分的有意识记忆。当病灶位于海马的患者（比如亨利·莫莱森）看到一张以前见过的脸时，他们会有意识地否认见过那张脸。但当被迫去猜测的时候，他们往往会猜对。在视觉皮质的轴辐式处理过程中，从较低级中枢到中央枢纽的突触可塑性是正常的。尽管没有有意识记忆，即没有中枢绑定，患者的无意识识别证明他们可以将信息存储在中枢。

最成功的面部识别计算机算法是仿照视觉皮质的轴辐式处理过程。[10] 在这些算法中，人脸首先被分解成各个组成部分，每个部分被编码在一个较低级的枢纽中。这些较低级的枢纽相当于视觉皮质中的较低级中枢，负责对原色和形状进行编码，然后汇聚到较高级中枢，重建个人的面部特征，以此类推，直到面部处理过程中最高级的中枢"看到"完全重建的脸。就像大脑中的神经元一样，计算机算法中的每一层都由一个辐条网络组成，这些辐条连接在一起，为单个面部特征编码。事实上，计算机科学受到神经科学的极大影响，在组成一层的节点矩阵中，每个单独的节点被称为神经元。这些人工神经元与我们的自然神经元遵循同样的突触可塑性规则。

对人类和人工智能来说，面部照片识别的能力几乎微不足道。面部照片是随着19世纪摄影技术的出现而首次出现的，意味着计算机对面部识别所面临的新挑战。使用固定的角度、光线和背景拍摄，面部照片的目的是让人赏心悦目、心驰神往。虽然计算机算法很容易通过面部照片数据库来识别人脸，但是我们对计算机的要求更高，正如我们对自己的要求更高一样。计算机算法已经成为间谍电影的一个象征，这类电影会用一台超级计算机，它能够在人群中放大一张脸，并确定一个"嫌疑人"。在任何光线下，无论那张脸是否因恐惧而扭曲还是发出邪恶的笑声，即使是戴着假发或假胡子，超级计算机都能够识别。人工智能的面部识别能力虽然在不断提高，但大脑在面部识别方面仍然做得更好，这就是为什么计算机还没有在边境管制或机场安检方面取代人类。

为了理解人类这种非凡的能力，可以想想视觉处理流的较低层次是如何编码一个面部特征的，比如嘴巴。当看到同一个人的照片时，这一层次的神经元必须识别数千种不同的表情，比如是微笑还是皱眉，香烟是在左边还是在右边，有没有涂抹口红。该层次需要具有足够的计算灵活性，以适应感觉处理过程中所面临的多种可能性。和行为灵活性一样，大记忆容量在理论上可以帮助建立一种用于感觉处理的计算灵活性，但这只是在一个预先确定了数百万种变化的世界里。美国国际商用机器公司的超级计算机"深蓝"之所以能击败国际象棋大师加里·卡斯帕罗夫，原因之一就是"深蓝"巨大的存储容量能够存储所有可能的国际象棋走法。获胜的可行走法是有限的，因此可以全部存储在超级计算机的内存中。而当涉及模式识别时，我们的大脑可以做得更好。假设我们可以赋予大脑中的嘴部中枢足够多的树突棘以匹配超级计算机的存储容量，比如让它能够存储所有已知的口红颜色，因为我们的感觉处理过程足够灵活，可以容纳潜在的极其细微的变化，所以当涂上一种全新的口红颜色时，嘴部中枢仍然能够识别出嘴部。

计算机科学教会我们如何做到这一点。通过测试不同的计算机算法，计算机科学家了解到，增加更多的记忆相当于增加更多的树突棘，这并不会改善人脸或其他任何东西的模式识别。相反，人为创造人类计算灵活性的更有效方法是迫使算法进行遗忘。在计算机科学中，这种类型的遗忘有时被称为"信息失落"，[11] 是指某一特定层次被迫减少用于处理面部特征人工突触的数量，相当于人类正常的皮质遗忘。

为了理解遗忘是如何起作用的，可以用高分辨率相机把一个人的嘴部放大。注意你能看到的细节，然后有意识地记下嘴唇的每一条皱纹，上唇的每一根胡须。如果你大脑中的嘴部中枢有足够多的树突棘，你就可能以点彩画派画家的精准度存储这张照片的所有信息。如果你对嘴部有照片式记忆，在看了一遍之后，你就可以回忆并再现高保真的嘴部（如果有艺术能力的话），这正是一些孤独症患者表现出的机械记忆。计算机科学告诉我们，虽然这是一个了不起的成就，但它将使人们的计算灵活性和概括能力付出高昂代价。你的大脑会纠结于极小的细节，即使是细微的变化，你也无法识别同一个嘴部。你会被困在较低级的枢纽，它会阻止信息流向更高级的枢纽，进而减缓整个面部的重建和识别。

　　计算机科学家认识到，他们可以通过阻止这种照片式记忆来克服这个问题。通过构建在计算机处理过程各个层次上使用的主动遗忘，工程师可以确保计算机的各个层次只记录和存储一个人的面部特征要点，而不是每个细节。遗忘是必需的，这样每个枢纽就可以存储足够多的信息来识别，也可以归纳出每个面部特征，最终将脸部作为一个整体来识别。

• • •

　　由于孤独症谱系障碍包含各种不同的疾病，科学家就这一不断发展的疾病对不同时期的人进行了研究，因此在孤独症行为研究中很少能达成完全一致的意见。然而，绝大多数研究证明，孤独症患者的感觉处理特征是倾向于较低级的中枢，[12] 倾向于看到树木（部分）而不是森林（整体），这与在计算机算法中观察到的情况一致，在处理流的较低层次中没有纳入遗忘。这些心理学研究证实了坎纳的临床直觉，即在孤独症中存在一种"对物体某些部分的持续关注"。

其中有一项十分优雅的研究，其灵感来自 16 世纪意大利艺术家朱塞佩·阿尔钦博托的绘画，他创作了大量由水果、蔬菜和花卉组成的肖像画。[13] 从图中可以看到一张人脸，这一幻觉利用了我们的视觉处理流在感官整合中的工作方式。也就是说，我们倾向于将部分整合成一个整体，这种倾向非常强烈，以至于常常会让我们在云层、岩层甚至汽车前端的进气格栅中看到人脸。

研究人员创造了一系列由水果和蔬菜组成的刺激物并放在一个盘子里，但不像阿尔钦博托的肖像画那样会使人看到一张人脸，刺激物与脸型相似的程度各不相同。研究人员对患有孤独症和没有孤独症的儿童分别进行了刺激。平均而言，孤独症患者需要更长的时间来识别刺激物中的面孔。这种延迟被解释为孤独症儿童专注于盘子中的每一种食物，从而降低了他们将这些部分整合成一个整体的能力。

你可以试着摆弄盘子里的食物以感受一下这个研究。把一颗小草莓放在一个白色圆形盘子的中间，大致是脸上鼻子的位置，并在草莓上方的两侧加两片胡萝卜做眼睛，然后在草莓的正下方加一块楔形瓜片做嘴巴，在胡萝卜上面加两块苹果皮做眉毛，最后拍张照片与他人分享。如果做得对，对于几乎每个看见它的人，这份"食谱"都将在其视觉皮质中制作出一张脸。现在把这些物品混在一起，或者把其中一些物品拿掉，按照不同的排列方式给它们拍照。有些图片尽管很难辨认，也许是把草莓削掉了，或者是把苹果皮换成了胡萝卜片或楔形瓜片，但大多数人最终还会认出那是一张脸。把这张图片拿给不同的朋友看，并记录每个人识别出这个刺激物是一张脸所花的时间。最快识别出这张脸的人，其较低层次视觉皮质中枢的树突棘最不黏稠。识别最慢的人，他们的树突棘就像魔术贴，降低了它们整合整体的能力。

另一项更早的研究使用现实生活中的刺激物来测量受试者完成拼图游戏的时间。[14] 想象一下如果我在桌子上摊开数百块拼图，在一种情况下，我让你保留盒子，上面有已完成的拼图图片，你可以使用这个"整体"作为把各个部分组装起来的指导；在另一种情况下，我不让你留着盒子。显然，在第一种情况下，你会因看到成品而受益，从而更快地完成拼图。这项研究表明，孤独症患者比非孤独症患者从盒子中受益少。事实上，部分孤独症患者在有或没有盒子的情况下，一块一块地、一部分一部分地完成了拼图，似乎对整体毫不在意。有些孤独症患者即使看到"森林"，也仍然全神贯注于"树木"。

一些心理学家将这种孤独症偏好延伸到为了局部而牺牲整体，以帮助解释诊断孤独症所需的另一个临床特征，即在社会互动和社会交流方面的持续缺陷。[15] 社交也依赖模式识别。例如，与你正在互动的人不断投射社交线索碎片，你需要综合这一系列线索碎片来识别这个人的社交意图，而不是通过合成面部特征来识别一张脸。其微笑是真诚友好的还是礼节性的？其语气是认真的还是讽刺的？你大脑中的算法首先要解构这些复杂的社交线索，然后将其重构成一个全局解释，细微的差异将影响你的反应。这种反复是社会化的本质，而你在这种社会话语中的参与程度将决定你在社交上是精明的还是笨拙的。社交刺激的处理过程虽然很难在解剖学上被绘制出来，但可能遵循与面部特征相同的轴辐式处理过程。因此，存在于感觉处理流中的局部处理偏差可能也解释了孤独症患者在社会交往中遇到的困难。

· · ·

计算机科学和孤独症的融合使我们明白了遗忘可以让人们更好地记录和识别外部世界的表象。无论是人工智能还是我们的大脑，都依赖遗忘来进行概括，即从其组成部分重建整体，以便我们能够对事物进行分类和标记，即使它们以无限的方式发生微妙的变化。

哲学家可以讨论人类的大脑如何忠实地重建和反映外部世界；[16] 魔术师将继续利用这种天生的能力，引导我们根据同时看到和听到的内容错误地重建模式。不管怎样，大多数人都希望能够明确判定早晚看到的狗是同一只。偶尔惊喜也许是件好事，但想象一下你不断地为你所看到或听到的一切感到惊讶，在某种程度上，这种无休止的震惊和敬畏会引起心理上的不适。回想一下你经历过的给你带来太多新奇感触的大型热闹活动。对我来说，这个活动是在除夕夜去时代广场参加的。虽然我一开始很享受那刺耳的声音、明亮闪烁的灯光，以及其他混乱和新奇的一切，但最终它变得令人不安甚至焦虑。直到我回到那安静熟悉的小公寓后，我才松了一口气。权衡一下不断的刺激感和熟悉的安静感，我们就能理解为什么皮质遗忘减弱的大脑更喜欢一成不变。伴随皮质遗忘而来的概括能力使我们能够更好地组织和分类，从而整理杂乱的事物，压制只作为部分感知的外部世界的喧嚣。

正如博尔赫斯所总结的那样，思考就是忘记差异，就是概括，就是抽象。孤独症向我们展示了，减少遗忘会打破记忆与遗忘之间的平衡，生活将变得具有挑战性。正如坎纳临床上所说，孤独症儿童表现出一种特殊的强迫症，迫使他们偏执于一个静态的、不变的环境。任何变化都会给他们带来极大的困惑和不适。患者在相同的地方找到安全感，但这种安全感非常脆弱，因为变化在不断发生，因此孩子会一直受到威胁，他们会紧张地避开对他们安全可能造成的威胁。

一个没有遗忘的头脑可能会在一个没有变化的世界里茁壮成长。但我们知道，在这个流动的甚至动荡不安的世界中，记忆与遗忘平衡的头脑才是理想的进化。值得庆幸的是，所有人都有某种程度的遗忘。因为一个没有遗忘的头脑会被一种无法忍受的绝望所麻痹，那种绝望就是要把世界变平，让它一成不变。

第三章

解放的大脑

哥伦比亚大学精神病学系教授尤瓦尔·尼里亚博士是创伤后应激障碍（PTSD）项目研究的负责人。尤瓦尔是以色列获得过最高荣誉的士兵之一，他因在 1973 年第四次中东战争期间担任坦克营指挥官时表现出的极端勇敢行为而获得了罕见的英勇勋章，这是军队的最高勋章。我第一次见到尤瓦尔是在他 2011 年获得教职之后，但我从小就知道他。我在以色列长大，1970 年和家人一起从美国移民到以色列，当时战争英雄是这个国家的名人。

在被哥伦比亚大学聘用后不久，尤瓦尔找到我，想探讨创伤后应激障碍与记忆之间的联系。由于尤瓦尔在军队的盛名，我不确定会发生什么，但见面时，我发现尤瓦尔就是我们所说的"黄金以色列人"。在这里，"黄金"并不是指某些人对以色列人那种浮夸、傲慢的刻板印象，事实上恰恰相反。在以色列，"黄金"指的是一个具有深厚的人道主义和同情心的人，个性谦逊、安静。回想起来，我不应该对尤瓦尔拥有这些品质感到惊讶。我与任何一位以色列朋友提及尤瓦尔时，他们都会告诉我，尤瓦尔在著名的军旅生涯之后，成了草根组织"现在就和平运动"（Peace Now movement）的创始成员，该组织的主要使命是调和以色列和巴勒斯坦之间长达数十年的冲突。他还写了一本小说，灵感来自其战时经历，他敏锐的洞察力建立在他从苦难中获得的智慧，来自生活强加给他的大大小小的创伤。

尤瓦尔知道我的实验室已经开发出磁共振成像工具来研究记忆的解剖结构，但他不知道我是在以色列长大的，有一次我告诉他这件事后，我们关于记忆和痛苦的情绪如何在大脑中连接的科学讨论便经常偏离主题，偏离到个人与以色列，或希伯来语中有时提到的"土地"。土生土长的以色列人总会向我这样的移民提出几个常见问题，比如你是否在以色列军队服役过，如果服役过，那是在哪里服役的。尤瓦尔也这样问我，我回答说，服役过，是在戈兰尼旅，这是以色列的一个特种作战部队。大多数情况下，关于我军旅生活的谈话就到此为止了，但尤瓦尔非常熟悉该部队最著名的行动之一——博福特城堡之战，我便告诉他我参加过。

博福特城堡是黎巴嫩南部的要塞，建于十字军东征时期，坐落在高山的悬崖上，能俯瞰以色列北部边境。20 世纪 70 年代后期，以色列加利利北部地区的农民、学童和其他平民成为从博福特频繁发射的火箭的袭击目标，对他们和整个以色列来说，博福特已不再是其法语名字所代表的"美丽堡垒"。1982年 6 月 6 日上午，以色列国防军发动了第一次黎巴嫩战争。前一天晚上，我们部队担任先锋，被派往黎巴嫩保卫博福特，这意味着我们接管了围绕城堡的一系列壕沟，而这些壕沟是由叙利亚突击队看守的。战壕的设计细节极其复杂，其狭窄的通道上有非常高的混凝土墙，是一座内部有防空洞，外部配备机枪和火箭推进榴弹防御阵地的复杂迷宫。壕堑战充斥着近距离的交火和猛烈的爆炸，是典型的血腥战斗类型之一，博福特城堡的那个晚上也不例外。那场战斗非常可怕，我一直拒绝深入了解其血腥的细节。

这场战役的很多事情是为公众所熟知的，但尤瓦尔似乎知道更多，我怀疑他可能从仍与他保持联系的许多军事将领那里获得了一些内部消息。由于其从军经历以及所接受的临床训练，也因为我们加入了学术大军来研究创伤后应激障碍的记忆，所以尤瓦尔问我，我或我的任何军人朋友是否遭受过这种痛苦。但难以置信的是，虽然人们对创伤后应激障碍的认知越来越多，我自己也接受过医疗培训，但是我与战友们从未提起过这个话题。我们在一起时，总是会想起那些痛苦的回忆，只是回忆披着黑色幽默的外衣。

虽然我们没有宣誓要保密，但大家普遍认为，不仅对战争的细节，还有几个月后发生在我们身上的事，最好还是不对外人提及。在尤瓦尔的鼓励下，我联系了一些军人朋友，他们允许我分享一些我们在战后的回忆。那时战争仍在继续，但在完成了几次特别行动后，我们部队受命返回位于以色列北部地区的基地，等待新的任务。那里安全且远离其他部队，我们就这样一起生活在那里，承受着高压，惴惴不安地等待着下一个任务。我们的混凝土营房呈长方形，是英国殖民时期的遗迹，四周桉树林立。以色列军方对该基地进行了改造，使其成为学习侦察、特种武器、自卫和杀戮的精英学校。值得庆幸的是，我们随后没有更多的任务要执行。几个月后服役期满，我们便退伍了。

退伍后的几个月里，我们中的很多人表现出了不同的异常行为。战前，我们中没有人有酗酒等不良嗜好（当时，酒精在以色列的青少年中并不受欢迎）。但现在，我们开始沉迷威士忌和伏特加，把它们秘密地藏在军用的灰色金属衣柜里。一些人甚至开始尝试吸食大麻。我们中有一小部分人喜欢爵士乐和文学，在创作和表演荒诞戏剧时，大声播放约翰·柯川的音乐。部队指挥官认为我们只是在作秀，我们也这么认为。然而，当我们的一个戏剧涉及淫秽行为并出现了以色列国旗时，指挥官开始担心了。我模糊地记得有一次讨论说要派一名军事精神科医生来，后来却不了了之。创伤后应激障碍当时还不是一种众所周知的疾病，因此我们都把自己的异常行为归咎于压力。

在与尤瓦尔分享这些记忆时，或许是为了掩饰我从未回答过这个临床问题的尴尬，我表现出了对创伤后应激障碍正式标准的某种无知。尤瓦尔会意地笑了笑，以教授的口吻重新审视了这些标准。此后不久，我联系了当时最亲密的两个朋友，我们一起评估了这些标准。我们以一种怪异的超然态度看了看标准清单，想知道是否有跟我们对得上的，就好像我们在填写一份客户服务调查问卷。在随后的一次会议上，我与尤瓦尔讨论了我的"发现"。

创伤后应激障碍的症状通常在创伤性事件发生后的几个月内出现，可分为四大类。第一类是回避创伤性事件，我们就是这种情况。尤瓦尔告诉我，这种症状在由战争创伤引发的创伤后应激障碍中很常见，这是战友之间的典型动态。第二类是对自己和世界长期持有消极态度，对未来悲观无望。事实证明，我们三个人的家人都认为我们是愤世嫉俗的人（我们自己不认同），但我们谁都不处在绝望的境地。第三类是高度的情绪反应，例如容易受惊和对感知到的危险过度警惕，这是一种可能导致失眠和愤怒的情绪状态。我们都不喜欢烟花，因为它会让我们感到不舒服。另外，每当进入一个封闭的公共空间，比如剧院或体育馆，我们都会立即确认紧急出口的位置。然而，这些行为似乎都很普通，看起来不像是病态的。

第四类也是与本书关系最大的一类，是一种被称为"条件反射消退"的缺陷，这是一个心理学术语，用来描述忘记创伤的能力。正如尤瓦尔所说，这一类对诊断最为关键，并导致大多数其他症状。其特点是侵入性或反复出现痛苦的创伤性事件记忆，比如记忆闪回或做噩梦，以及接触到能让你回忆起创伤性事件记忆的东西时所产生的痛苦情绪。虽然生动且痛苦的战争记忆仍然萦绕在我们的梦里，但这些记忆不会给我们带来情感上的痛苦，似乎也没有达到消退减弱的标准。

也就是说，如果创伤后应激障碍明显对一个人的生命有伤害的话，那么其最终诊断将取决于这些症状是否有临床表现以及如何表现。即使以最严格的自我审视，我们三个人中也没有一个人接近这个临床标准，我们都有幸福的婚姻和我们自认为成功的事业和家庭。因此，虽然我们三个人接触了一个明显的创伤性事件，并对其中血淋淋的细节有着不可磨灭的记忆，但根据尤瓦尔的估计，我们几个人现在或以前都没有创伤后应激障碍。为什么呢？要回答这个问题，我们需要了解情绪记忆的大脑机制。情绪，尤其是消极情绪是如何成为我们记忆网络的一部分的。

· · ·

我们已经看到大脑如何形成新的记忆，以及不同的感官元素如何结合在一起形成记忆；每个元素如何在不同的皮质流中处理，最终在不同的中枢编码；以及大脑皮质的中枢如何与海马相互连接，海马在记忆形成过程中如何将它们结合起来，使它们整合成一个记忆网络。下次当你与认识的人不期而遇时，请注意大脑的记忆机制。在看到这个人的时候，相关的枢纽网络被重新激活，你几乎可以感觉到感官识别的鹅卵石飞溅和它激起的外部涟漪。因为这个人的名字出现了，所以相关感官细节的广泛网络也出现了。注意记忆是如何经常被情绪所影响的，当你与一个人有过消极的交往记忆时，情绪往往会变得特别强烈和直接。在某些情况下，情感成分可以像霓虹灯一样明亮，与记忆紧密关联，甚至在许多感官细节被重新激活和完全聚焦之前，你就会再次体验这种情绪。

情绪记忆，尤其是消极的情绪记忆，在帮助我们适应世界方面具有明显优势。复杂的世界是一片"烦乱的、嘈杂的混沌",这是由美国心理学之父威廉·詹姆斯提出的,用来描述儿童在大脑开始处理大量传入的感官信息时所必经的困惑。但烦乱的世界令人苦恼,嘈杂的世界会造成伤害。记住一个人是朋友还是敌人,或者在某种情况下是否应该害怕并逃跑,是我们生存所必需的能力。尽管在身体暴力较少的世界里,生命不会直接受到威胁,但记忆中的情感成分仍然对生存有用,任何一个中学生都可以证明这一点。

因此,危险探测是生存的基础,所有生物都内置有高度敏感的危险探测器,与精密的内部安全系统相连。哺乳动物的大脑已经进化出一种巧妙的安全系统,以"下丘脑-脑垂体-肾上腺皮质轴"为动力。当危险探测器发出警报时,位于脑干深处的下丘脑会刺激脑垂体释放化学物质到血液中,诱使肾上腺皮质释放包括皮质醇和肾上腺素在内的激素。这些压力激素使我们的身体处于红色警戒状态,并发射信号到内部安全系统,为战斗、撤退等战略姿态做准备。大脑中最容易接收这些应激激素的区域是杏仁核。与海马一样,杏仁核也有两个,这些杏仁形状的结构就位于皮质之下。杏仁核实际上是神经系统的"中央指挥部",用来处理感知到的威胁。它利用大脑中广泛分布的连接模式来整合相关信息,并监督、协调和动员构成安全系统的许多部门,包括连接回"下丘脑-脑垂体-肾上腺皮质轴"。通过建立这个关键的闭环,杏仁核可以在需要的时候放大警报信号,高声发出"红色警报!红色警报!"并且引发恐慌。(杏仁核与情绪记忆见图3.1。)

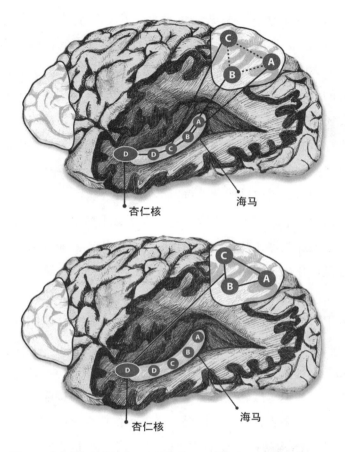

图3.1　杏仁核与情绪记忆：上图是海马训练期间，下图是海马训练后

　　如果事实信息是由皮质中枢处理和编码的，那么杏仁核可以被认为是皮质下处理和编码情绪信息的中枢。[1] 就像大脑皮质中枢一样，这个皮质下中枢与我们的记忆老师——海马相连。因此，皮质下情绪信息与来自皮质的事实信息一起被并入新形成的记忆中。通过这种方式，杏仁核为我们记忆中平淡无

奇的东西、时间和地点涂上情感色彩。事实证明，当我们用不快乐、恐惧、愤怒或痛苦来描绘记忆时，杏仁核情绪调色板的作用最明显。"幸福是白色墨水在白纸上写作"这句格言的意思是，令人愉快的幸福虽然不会像情景剧一样在纸上生动地表现出来，但在我们的大脑中就像在小说中一样真实。

· · ·

在我们攻占博福特城堡几个月后，将军们决定为牺牲的战友家属安排一次战场之旅。我想其本意是纪念亲人，然而回想起来，那场包括阵亡士兵的弟弟妹妹在内的家庭旅行似乎被误导了，家属要穿越炎热的边界进入敌方领土，到达一个仍然鲜血淋漓的战场。对于那些饱受战争蹂躏的国家来说，这种事情并不罕见，因为在这些国家，战争已经深深地扎根于其民族精神之中，每一代人都经历过或者将会经历战争。我们平静地在战场上漫步，中世纪的城堡现在不那么不祥了，再次成了历史旅游景点。光天化日之下，没有了战鼓声，这些战壕看上去就像干涸的灌溉水渠。暖暖的东风从利塔尼河吹来，在干燥的夏天过后，周围的灌木丛布满了灰尘。我们礼貌地回答了家属的问题。他们询问了这场战斗的情况，方式颇为奇怪且正式，好像不问就是对逝者的不尊重，或者在某种程度上被误解为兴致寥寥。我们回答得很仔细，但并未和盘托出。根据不言自明的共识，我们决定对有些细节还是不说为好。

在那场战斗结束几个月后，我们又回到了这个战场——海马和杏仁核用炽热的记忆灼烧我们大脑的地方。毫无疑问，那个可怕夜晚编码的记忆网络被全部重新激活了。尽管我们感到有些不适，但并没有因为这段记忆而丧失能力，也没有表现出任何高度焦虑的症状。显然，正常遗忘已经开始了。

试着翻开一本纪念册，找到一张你遭受校园霸凌的照片。你的情绪反应虽然仍然是消极的，但可能已经被时间的流逝所冲淡，这是因为正常的遗忘机制已经产生有益的影响。如果这种正常遗忘有缺陷，精神病理学上就会出现恐惧和其他焦虑障碍，比如创伤后应激障碍。在这些障碍中，记忆网络的全部力量被重新激活，引发一种增强的、使人丧失能力的情绪反应。让我们假设，即使是几十年后，遭受校园霸凌的照片仍触发了你的情绪反应，使你仿佛回到了校园，重新体验到恐惧的力量，或者重新激活了你在反击的那一天所感受到的暴力，现在你清晰思考的能力和当时一样，被血腥的愤怒笼罩。

像我这样的临床医生——和大脑机修工是同一类人——现在可以在这种情况发生时询问大脑的哪一部分出了问题。整个记忆网络很有可能是大脑皮质中枢（存储霸凌者的脸、名字、时间、地点的中枢）和将反击或逃跑时看到的霓虹灯色彩植入记忆的皮质下中枢一起极度活跃。或者也有可能，在多年后这些中枢有了一部分过度连接。我们甚至可以认为海马是精神病理学的解剖学来源。虽然在正常情况下海马不需要回忆几十年前的记忆，但在这种"记忆过多"的精神机能障碍中，海马可能保持异常且长期的过度活跃，使记忆网络超负荷运转。

最近的功能成像研究表明，尽管每种恐惧症或创伤性事件的细节各不相同，但情感遗忘受损的解剖学来源通常都是皮质下中枢，即一个长期过度活跃和反应过度的杏仁核。[2] 听说我一些失去联系的战友确实患有创伤后应激障碍。这就引出了一个有趣的问题：为什么遭受相同的创伤性事件，有些人会患上创伤后应激障碍，而有些人则不会。当接触类似的环境危害，比如吸烟和患有心脏病时，许多因素使一些人比其他人更容易患上疾病。创伤后应激障碍也是如此。在细胞水平上，创伤后应激障碍的病理可能被归结为杏仁核神经元的故障，从而表现出长期的高度敏感和过度反应。与机制相似，杏仁核的神经元具有突触可塑性和树突棘生长的能力。它们的棘状突起越大、越密集，神经元对传入的刺激就越敏感。有一种观点可以解释为什么一些杏仁核神经元会经历棘状突起的病理性生长，而另一些不会，那是因为它们反复受到异常高频率红色警报信号的刺激。这导致棘状突起生长呈棘轮状上升，直到达到某个阈值，此时这些神经元永久性地转变为长期过敏症的病理性状态，这在神经学中又被称为痉挛。

治疗创伤后应激障碍的一般方法是利用正常遗忘的机制，重新编程杏仁核，使其活动恢复正常。[3] 这就是暴露疗法的逻辑，病人在良性环境中一次又一次地暴露在引发焦虑的刺激下，正常的遗忘机制被激活，从而脱离长期的过敏状态。如果单纯的暴露疗法还不够，那么深入的心理治疗可以解开创伤性记忆，它可能会与其他强烈的情绪记忆纠缠在一起，继续刺激杏仁核。认知行为疗法也可以通过帮助患者意识到错误的思维模式而产生治疗效果，这种思维模式经常误解或夸大情感线索。但我怀疑这些复杂心理干预的实践者可能会反对这种还原细胞的解释，即所有干预都是为了消除记忆，解除警报，放松痉挛的神经元。这种行为－口述疗法通常与抑制杏仁核活动的现有药物相结合，可以进一步恢复患者的正常遗忘。

• • •

在尤瓦尔与我讨论为什么我和我的一些战友没有患创伤后应激障碍时，他特别感兴趣的是战争结束后的那几个月，那时我们在部队的大本营里挤作一团，边表演边数着退伍的日子。在那段时间里是不是有什么东西让我们预防了创伤后应激障碍？根据尤瓦尔的说法，可能是这样的。他注意到，我们这些滴酒不沾的人突然开始接触酒精，而酒精会抑制杏仁核的活动。虽然高酒精摄入量并不是临床建议，但对于我们当中的一些人来说，在那个特别脆弱的时期，刚从战场上回来，酒精可能是有益的。目前，研究人员正在测试药物，其中一些药物如果在受控的临床环境中服用，可能有助于控制创伤后应激障碍。[4]

那时有些人开始吸食大麻。大麻含有一组化学物质，主要是四氢大麻酚和大麻二酚。大脑含有特定的四氢大麻酚受体，摄入四氢大麻酚会刺激杏仁核。[5]有时与大麻有关的恐惧和焦虑可以追溯到杏仁核，杏仁核很可能布满了高浓度的这些受体。虽然大麻二酚没有特定的受体，但它与其他已知的受体结合，同样会抑制杏仁核活动。

尤瓦尔对我们的荒诞短剧也很感兴趣。我告诉他一些作品是如何使用一系列道具来呈现病态主题的。其中一件道具是我们在对自己空军直升机降落跑道的一次"夜间突袭"中搞到的，该跑道恰好就在基地外面。当时，基地的大部分人都在睡觉，我们偷偷地爬到跑道上，从一根匆忙插好的旗杆上抓起一面美国国旗，那是为了迎接当时的美国国防部长卡斯帕·温伯格的突访用的。第二天，我们用美国国旗和以色列国旗表演了两国葬礼游行，意在讽刺我们所认为的两国关系过于亲密，从而导致了一场错误的战争。听着自己讲述那些细节时，我突然意识到那个短剧现在看起来很傻，而非讽刺。但对尤瓦尔来说，重要的是我们有幽默感，无论是老练还是幼稚。他解释了短剧是如何像暴露疗法一样起作用的：[6]当我们一遍又一遍地回想记忆中的情感元素时，我们用幽默浸润了它们，淡化了其血腥的色彩。

在尤瓦尔看来，最重要的是在战斗结束后的几个月里，我们一起在那种兄弟情深和高度集体化的环境中生活。[7]显然，士兵患创伤后应激障碍的最大潜在因素之一即在创伤后不久发现自己孑然无依，其大脑暴露在痛苦、可怕和恐惧的恶性循环中，却没有社会的保护。这里也可能有一个与杏仁核相关的有趣的神经生物学问题。与所爱的人互动——毫无疑问我们三个人是兄弟之爱——会导致身体分泌催产素。杏仁核是一种独特的大脑结构，能够接收各种情感信号，富含催产素受体。当催产素与这些受体结合时，杏仁核的活动就会受到抑制，这就是催产素能够调节我们与所爱之人之间紧密社会关系的原因之一。

　　情感遗忘不仅可以降低精神机能障碍的风险，也能把我们从疼痛、苦闷和怨恨的牢笼中解放出来，即使是那些在任何人际关系中积累和恶化的小问题。一位婚姻治疗师曾告诉我，即使是最幸福的生活伴侣，偶尔也会从一粒能帮助他们忘却情感问题的药片中受益。

　　更宽泛地说，正常的情感遗忘能将我们从所有人都认为的丑陋、适得其反和令人怨恨的性格特征中解放出来。这些性格特征是导致杏仁核活跃的关键，包括怨恨、报复、恶意，甚至我最讨厌的义愤。我敢肯定，无论什么时候，只要拥有这种性格特征，我们的杏仁核齿轮就会超速运转，发出"呜呜"的声响。而情感遗忘能解放我们的思想，允许我们原谅。原谅不是也不应该导致冒犯性事实被遗忘。但是要原谅，就必须放下满腔怨恨。这是遗忘带来的好处的最佳例子。

　　我们要记住，为了理智、健康、家人和朋友，我们应该尽量在情感上做到忘记。我知道，这说起来容易做起来难。作为一名医生，我不能推荐使用能放松杏仁核及其内在痉挛倾向的药物。然而，我可以推荐所有类型的谈话治疗，无论是与治疗师还是与朋友交谈。作为一个不能摆脱粗暴倾向的非"黄金"以色列人、一个被灌输了药理学治疗思想的神经学家，以及一个试图将许多东西（有时甚至荒谬）简化为分子的神经学家，现在，我欣赏用一种更简单、更优雅的方式来增强我们内在情感遗忘的能力：社交，以幽默的方式参与生活，永远努力过一种闪耀着爱的光辉的生活。

· · ·

在写这一章的时候，我不仅需要获得我的军人朋友们的许可来分享战时记忆，还需要他们的回忆来核实事实。作为一名记忆研究者，我清楚地知道记忆是被不断雕琢的，经过时间流逝，创造性的思维会变得抽象化、扭曲甚至曲解过去。我熟悉怀旧这个陷阱，头脑存储过去不像一个私人历史博物馆，更像一个记忆艺术画廊。因此，我与我的朋友们再次核实了我的战时记忆。在此过程中他们有人告诉我，如果需要证据的话，他有一面美国国旗，那是我们从直升机降落跑道上偷来的。这位朋友在以色列一个宗教集体农场出生，在那里长大，但在退伍几年后离开了这个国家。他现在是一个世俗化的犹太人，四处迁徙，做着不同的零工，最终在纽约定居，组建了一个家庭。令我高兴的是，他现在住在曼哈顿，离我只有几个街区远。

"让我问清楚，"我惊讶地说道，"难道你还在军队服役时，就不仅带着这面国旗回家过周末，还带着它离开这个国家，并且从一个地方旅行到另一个地方时，也随身携带着它吗？"

"是的。"他坦率地回答道，这显然是一件珍宝，值得在旅行中随身携带。

另一个朋友仍然住在以色列，他是我们军中兄弟三人组的一员，计划大约一个月后到达美国。他和我一样，在得知那面国旗被妥善保管时也感到震惊。在他到达后的一个晚上，我们三人在我的公寓见面。我们把国旗从小心折叠的棕色袋子里拿出来，在厨房的桌子上展开。上一次我们一起看这面国旗已经是很久以前的事了。在我的公寓里发生的这一幕，具备了一部纪录片戏剧性结局的条件：在档案搜索中发现了一些令人吃惊甚至震撼的东西。

但事实是，与这个特别纪念品的重逢十分索然无味。也许是因为旗帜本身是通用的，也许这是一个教训，说明纪念品通常是如何中和其联想能力的：并不是记忆中的每一个元素都足以点燃记忆。那天晚上，我们经历了一种强迫回忆带来的普遍失望，就像带着期待去参加一次同学聚会，或是翻看最近发现的相册以寻找逝去的时光时所感受到的一种扫兴。有时候，回忆最好独自品味，或许它只能在我们心灵的画廊里独自欣赏。

然而，我们确实发现了很久以前不知何故没有注意到的事情。旗帜一定是手工匆忙缝制的，因为针脚上布满了不完美的疙瘩，条纹缝制得那么粗糙，以至于旗子的底部露出了白色的亚麻布，最后一条红色条纹都没有完全对齐。卡斯帕·温伯格的来访是临时起意，我们意识到，在他到达的前一晚，一些可怜的士兵开始匆忙缝制这面旗帜。虽然国旗证明了这件事确实发生过，但现在看起来它更像是无意中的民间艺术，而不是珍贵的纪念品。

从那时起，每当我们谈论战时记忆时，与国旗的新邂逅总是被首先想到的事情之一。如果说有什么不同的话，那就是这段经历进一步重塑了我们的记忆，抹去了最初事件所带来的痛苦。

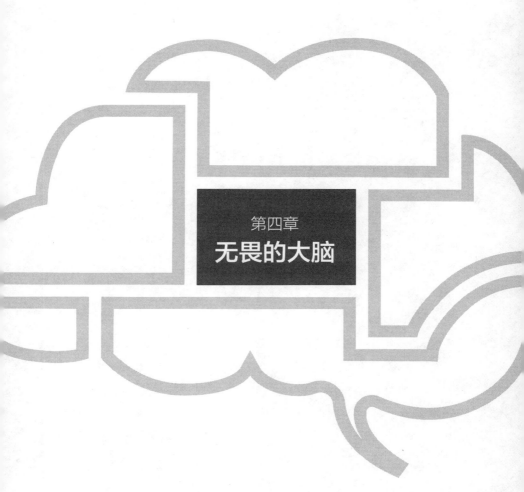

第四章

无畏的大脑

我们已经看到，恐惧和记忆在大脑中是如何紧密地交织在一起，以及情感遗忘对心理健康是多么重要。为了进一步分析情绪记忆，并了解情感遗忘如何对人有益处，我们来看这对表兄弟：C 和 B。

大家都认为 C 很聪明，但真正使他与众不同的是他冷酷无情的性格。C 曾是一个在战争中从不退缩的青年，但现在他成了一个膀大腰圆、声音沙哑的成年人，他总是在挑战权威——不是用外交官那种微妙娴熟的妙语连珠，而是带着满腔的愤怒。由于沉迷于社会地位且没有时间玩乐，他迅速地爬上了社会阶层的顶峰，那是一个鼓励大男子主义霸凌的社会。他没有爱心也不可爱，但却和许多女人生下了孩子。在家里，他严格自律，但他很容易被社交圈之外的人激怒。他是一个无耻的仇外者。这对表兄弟从未见过面，但 C 会嘲笑他的表弟 B，因为 B 那友好的性格和社交生活方式，C 并不尊重和认可。B 一向很冷静宽容，很快就能原谅别人，也很乐意安慰他人。B

对朋友和外人都是如此。只要所在的社区和谐，他似乎并不在乎社会等级，也不在乎领导是男还是女。虽然 B 在工作场所展现出同样的亲和力，但他花在工作上的时间与花在娱乐和感情上的时间几乎一样多。

大多数人都能在虚构的人物身上发现这两种截然相反的性格。但是 C 并不是一个黑帮老大，B 也不是一个开明的人道主义者。C 是黑猩猩，B 是倭黑猩猩。

动物学谱系树在 20 世纪 70 年代被更新，当时分类学家开始依靠动物的 DNA（脱氧核糖核酸）而不是外部或内部表征来对动物进行分类。外表确实很重要，它部分地反映了基因编码的蓝图，因而许多旧的分类方案被证明是正确的。而新分类法给人类带来了巨大冲击，这不仅因为我们是唯一关注这种分类方法的物种，也因为这种分类方法剥夺了我们作为动物王国君主的荣耀。我们突然需要和两个最近的表亲——黑猩猩和倭黑猩猩——共享我们的王位。它们与我们有超过 99% 的相同基因，与我们一起生活了数百万年，直到智人从两个黑猩猩属分化，黑猩猩属后来分化为两个物种。这三个物种是如此接近，以至于有人认为我们应该被重新归类为一个共有的属，要么是黑猩猩属，要么是智人。

因此，我们可能会想，在表亲中我们与谁更亲近。我们的面部结构看起来有点像倭黑猩猩，两足行走也像。尽管我们还有很长的路要走，但在家庭、氏族或社会中的领导权可以是母系的，就像倭黑猩猩那样，但是社会气质却很难衡量，因为个性在很大程度上受环境的影响。例如，在野外长大的倭黑猩猩比圈养的倭黑猩猩更具攻击性，尽管它们从未像黑猩猩那样冷酷无情。与在相似栖息地长大的黑猩猩相比，倭黑猩猩天生更利他，更富同情心和同理心，更善良和宽容。它们在成年后仍然保持着童年时的嬉戏行为，另外，借用灵长类动物学家弗兰斯·德·瓦尔的描述，它们做爱次数要比作战次数多得多。[1]社会科学家把这些友好行为统称为"亲社会行为"，因为他们认为这些行为有利于整个社会。

哪一种描述最符合你的性格？毫无疑问，在构思 C 和 B 的故事情节时，我的描述方式让你产生了偏见。事实上，我们不应该对这两者做出评判，因为行为是由所处环境的进化压力所塑造的。但即使你们对 C 持批评态度，也可以认为你们中的许多人希望在社会地位、经济能力或职场阶梯上爬得更高。尽管你们可能接受过道德教诲，但一些人仍可能偶尔会踩着别人往上爬。即使你们的第一反应是觉得 B 可爱，但我怀疑你们中的大多数人都很难做到平静，很多人都体验过近乎崩溃的愤怒。我们中最无情的人仍然喜欢社交活动，想要玩乐和恋爱。事实上，我们的大多数社会气质，无论是天生的还是由我们的早期生活经历所塑造的，都是黑猩猩和倭黑猩猩的混合体。

假设你的性格比自己想象中更倾向于黑猩猩，你有暴怒问题，有时表现得冷酷无情，或者有一波又一波的厌世情绪，最麻烦的是你孤独，难以与他人沟通或无条件地爱他人，那么你该如何着手改善你的气质，以期改善你的社交生活呢？这位神经学家的答案是，首先要了解控制社会气质的大脑机制，这是利用最可靠、最安全的方式来拉动杠杆，从而带来变化的先决条件。

第一步是确定与社会气质有关的大脑区域。假设你想关注正常的人格变异，而不是异常的人格障碍，你可能会仔细观察黑猩猩和倭黑猩猩，它们被认为是进化的双胞胎，在截然相反的环境中长大，要么奖励反社会行为，要么奖励亲社会行为。2012年，研究人员通过磁共振成像研究最终完成了一项比较大群组黑猩猩和倭黑猩猩大脑的研究，[2]结果令人震惊。通过观察黑猩猩和倭黑猩猩的外部解剖或观察它们的许多不同行为，很容易区分它们。你可能像我一样认为，通过观察内部神经解剖，很容易分辨黑猩猩和倭黑猩猩，毕竟哺乳动物的大脑有几百个不同的区域和结构，然而事实并非如此。与预期相反，在黑猩猩和倭黑猩猩之间，只有少数几个区域确实存在差异，而所有这些区域都与社会行为有关。

其中一个结构最为突出：杏仁核。磁共振成像的结果十分清晰，随后在显微镜下对黑猩猩和倭黑猩猩的大脑进行了检查，研究人员由此得出结论，杏仁核可能是与社会气质有关的一个关键结构。这些研究对于绘制正常性情的相关关系至关重要，与人类患者的磁共振成像研究一致，结论认为杏仁核与反社会人格障碍有关。[3]

因此，我们又回到了杏仁核。杏仁核是大脑的中央指挥部，负责记录和协调我们对外界危险的反应。杏仁核是大脑的结构，它通过存储或遗忘可怕的记忆来学习如何执行管理危险的功能。杏仁核的遗忘机制可以帮助我们忘记创伤性恐惧记忆的某些方面，从而防止部分创伤后应激障碍患者产生反社会行为，包括愤怒甚至偶尔的暴力行为。我们有理由相信，忘记日常的恐惧记忆，尤其是造成精神机能障碍的创伤性记忆，可能会使人形成一个更友好的性格。但在得出结论之前，我们需要了解更多。首先，需要了解恐惧记忆是否与愤怒或其他厌世的黑猩猩性格特征相关联以及是如何相关联的。更重要的是，为了验证这个假设，尽管它看起来是合理的，但我们需要了解它是如何诱导我们遗忘普通的恐惧记忆，然后证明这种遗忘在某种程度上改善了我们正常的社会气质。

为了阐明这一切，我们需要讲述杏仁核的完整故事，包括杏仁核是如何被发现的，是如何运作的，以及我们是如何学会把恐惧遗忘掉的。

· · ·

正如我们在前一章中所看到的，正是由于杏仁核对形成负面记忆的强烈渴望，大多数人都能轻易地记住童年时的恶霸。想想恶霸可能引起的反应。你可能一看到他就会被吓得愣住了。如果他也发现了你，你可能会迅速采取行动以避免相遇。当你的愤怒越来越强烈，直到根本无法承受时，你甚至可能会反击。

所有这些反应都是"战斗或逃跑反应"（Fight-or-Flight Response）的一部分。一个多世纪前，内科医生兼科学家沃尔特·布拉德福德·坎农提出了这一概念。随后，又加入了第三个 F，"呆住"（Freeze），这些词按照我们恐惧反应的典型顺序被重新排列了。当受到惊吓时，大多数人在决定逃跑之前都会先被吓呆。当这些可怕的"F"看起来像是亏本生意时，我们就会被愤怒吞没，并准备战斗。"战斗或逃跑"的想法流行起来并在科学界引起轰动，不是因为它朗朗上口，而是因为它具有深远的生物学意义。坎农证明，像恐惧和愤怒这样不同的情绪对我们的身体有相同的影响，这种生理反应的等效性使他提出了一个激进的假设。他强调，无论恐惧和愤怒看起来多么不同，它们都有相同的解剖学来源；无论呆住、战斗和逃跑的行为有多么不同，它们都由相同的内部引擎驱动。

1906—1942 年，坎农担任哈佛医学院生理学系主任。当坎农还是医学生时，他就对消化系统产生了兴趣，并成为第一个使用 X 射线技术生成身体功能动态图像的人。通过将一系列快速获取的胃部 X 光片串在一起（受试者刚吃完东西），他制作了一部胃部蠕动的电影（胃部肌肉有节奏地搅动，推动食物前进）。[4] 后来在 20 世纪初，坎农获得了终身教职。终身教职给工作带来了保障，坎农决定着手研究一个当时可能被视为断送生物学家职业生涯的课题。他开始研究情绪，这是一种定义不清的心理状态，主要是留给心理学专业的学生去研究的。[5]

他意识到情绪可以影响肠胃蠕动。一些受试者的胃部蠕动似乎因恐惧而停止。如果你曾在压力下感到腹胀和食欲不振，那么你一定经历过恐惧使你的肠道肌肉僵硬，让你的胃部停止蠕动。他也了解到恐惧会使身体停止分泌消化所需的物质。想象一下当众演讲之前你那干燥苍白的嘴唇。这种恐惧反应是如此的自动和不可控，以至于它被用作已知最早的"测谎仪"之一。在古印度，一群被逮捕的犯罪嫌疑人会被命令咀嚼一勺米饭，然后吐在一片叶子上，最后根据最干的饭团来指证罪犯。

坎农的天赋在于通过关注他最熟悉的身体反应，即胃部蠕动来精确测试不同的情绪状态是如何影响我们的身体反应的。[6]肾上腺素是近年来才被关注的，是由肾上腺分泌的。它是第一个具有化学特征的激素。（"荷尔蒙"一词是 1905 年从拉丁语 *hormē* 中创造的，是指由内分泌腺分泌的化学物质，"一种唤醒或激发的激烈行为"。）当坎农将肾上腺素洒在培养皿中存活的腹肌条上时，腹部肌肉变得僵硬，产生了类似于压力减缓蠕动时所发生的现象。这些观察不仅证实了肾上腺素至少是情绪调节肠道蠕动的激素之一，而且为研究情绪的影响提供了一个实验范式。当坎农从一只恐惧的猫（短暂接触过狗）和一只放松的猫的肾上腺静脉提取血液样本时，只有恐惧的猫的血液使腹部肌肉变得僵硬。但真正令人震惊的是，一只准备战斗的猫的情绪状态从恐惧转变为愤怒后，这只猫发出咝咝声，露出牙齿，伸出爪子。坎农用其血液进行了相同的系列研究，结果证明，愤怒的血液和恐惧的血液具有相同的效果：它们都能使腹肌变得僵硬。同时，恐惧和愤怒的血液成分会协调其他身体反应，例如，增加血液流动和促进葡萄糖的能量生产，这似乎具有进化意义。这些反应让我们准备好面对任何引发恐惧的东西，以防我们不得不战斗或逃跑。

坎农及其支持者认为，"战斗或逃跑反应"均应该通过神经解剖学来研究。20 世纪上半叶，研究者将这个反应的来源定位到大脑底部，或"脑干"。它包含下丘脑，这是体内的危险探测系统"下丘脑 – 脑垂体 – 肾上腺皮质轴"的一部分。例如，研究表明下丘脑调节另一种激素皮质醇的分泌。当我们感到恐惧或愤怒时，下丘脑会分泌大量皮质醇。事实证明，战斗或逃跑过程中，在指导我们身体做出复杂反应方面，皮质醇比肾上腺素发挥更重要的作用。因此，下丘脑调节肾上腺素和皮质醇的分泌，这是血液中调节战斗或逃跑反应的化学混合物。那么，下丘脑有可能是大脑管理危险信号的中央指挥部吗？似乎不太可能。低层脑干的神经元不接受来自外部世界的感觉输入，而这些感觉输入是检测潜在危险信号所必需的，它们也不执行复杂的计算操作来处理这些信号，以评估信号到底有多危险。因此，人们认为绘制大脑恐惧和愤怒来源图的探索会从大脑底部向上，到达大脑中高部区域。

与此同时，研究人员发现，自然事故或实验设计造成的杏仁核损伤消除了我们对恐惧的反应——不会呆住、不会战斗，也不会逃跑。在随后的几十年里，几乎所有参与危险探测的大脑区域都被发现聚集在杏仁核，而杏仁核与下丘脑和其他脑干区域直接连接，这些区域负责调节恐惧的表达。到了 20 世纪 70 年代，人们清楚地认识到，杏仁核是大脑管理危险信号的中央指挥部。[7] 然而，要理解杏仁核究竟如何在这个角色中发挥作用仍然非常困难。解剖学研究表明，杏仁核就像一个个由独立的核所组成的群岛。人们认为，一些核接收了传入的信息，另一些核识别出哪些刺激需要做出反应，还有一些向脑干发送命令，以启动呆住、战斗或逃跑反应。

杏仁核中每个核和整体功能的相关研究的结论不一，令人困惑。想象一下，把一个宜家梳妆台的部件从包装盒里倒出来，散落一地，然后在没有组装手册的情况下将其组装在一起。只要有足够的时间和耐心，你就可能会弄清楚哪些部件是干什么的，以及这些部件又是如何组合在一起的，但这只是因为你能够轻松衡量家具的功能，比如它是否稳定，抽屉是否能打开，家具在你反复试错的过程中也变得相对容易组装。

20 世纪 80 年代，科学家在研究杏仁核的内部工作机制方面取得了进展，他们对啮齿动物的恐惧有了一致的衡量标准，而且能够谨慎可靠地控制恐惧反应。[8] 与在实验室环境中很难测量的战斗或逃跑反应相比，研究人员意识到，利用第一个"F"即呆住作为对恐惧的读数会更有效。为了控制呆住反应，他们研发了一种实验范式，让动物在中性刺激和伤害性刺激之间形成记忆，这样中性刺激就足以引起呆住反应。这种被称为"恐惧条件反射"的现象可能在你的学校里发生过，比如当一个恶霸的脸与恶霸的伤害行为相匹配时，你的恐惧反应就会与他的脸相关联。恐惧条件反射形成后，你一看到他，就很可能会呆住，像负鼠一样。或者根据坎农的观点，你的胃部肌肉会变得僵硬，你会失去食欲。

在这个实验范式被许多实验室使用后，我们有了一张关于杏仁核的单个核之间是如何关联的图表，显示杏仁核是做什么的。一些核参与危险探测和危险分析，而另一些则触发我们的呆住、战斗或逃跑反应。近一个世纪以来，坎农认为应该有一个解剖学来源是大脑恐惧和愤怒的中央引擎，而这些研究证实了他的假设。此外，这些研究还为工程师提供了杏仁核引擎如何组装的蓝图。

虽然这并不一定是其初衷，但这一研究范式已经教会我们很多关于杏仁核和恐惧记忆的知识。例如，恐惧记忆是在杏仁核中形成和存储的，我们获得的恐惧记忆越多，杏仁核就越活跃。这项在21世纪初才完成的研究，确定了存储恐惧记忆的特定杏仁核，并准确说明了其是如何存储的。[9]我现在终于可以告诉你，在你上学的时候，你的杏仁核发生了什么。

你对恶霸的恐惧记忆是在杏仁核中由不同的核在固定时间的聚合输入形成的。一种输入来自一个接收视觉皮质信息的核，视觉皮质对恶霸的脸进行编码，另一种输入来自几个大脑区域，这些区域对由恶霸行为引起的疼痛进行编码。在海马的帮助下，这种同步的聚合输入激活了存储恐惧记忆核中的"记忆工具箱"，导致核中的树突棘增殖并保持稳定。现在，一看到校园里迎面走来的恶霸，你的杏仁核就变得极度活跃，并驱动你的脑干启动你的恐惧反应——呆住、逃跑甚至在某一天转变为愤怒并做出反抗。

这种树突棘的生长有助于解释磁共振成像的发现，即黑猩猩的杏仁核比倭黑猩猩的大。心理学研究表明，恐惧和愤怒可以从一种状态过渡到另一种状态；而社会学研究表明，恐惧和愤怒是一枚硬币的两面，可以从一个人传递到另一个人。一个人的愤怒会引发另一个人的恐惧，如果这种恐惧转化为愤怒，它可能会反过来引发第一个人的恐惧，由此形成一个恶性循环。许多处于不健康关系、陷入困境的夫妇或家庭都很熟悉这种可怕的循环及其引发的毁灭性社会后果。

伤疤是由受伤后的新组织生长而形成的。根据这个标准，黑猩猩的杏仁核可以被认为是长期生活在恐惧和愤怒状态下情感大脑结疤的结果。杏仁核是黑猩猩大脑与倭黑猩猩大脑差别最大的区域，这本身就证明了黑猩猩社会是多么残酷无情。如果用一些拟人化的描述，那黑猩猩必须承受多少痛苦和屈辱。人们不禁要像倭黑猩猩一样，既同情那些愤怒而孤独的黑猩猩领导者，也同情那些恐惧而畏缩的下属。

· · ·

坎农将进化生物学融入其原始框架中，提出情绪双胞胎，即恐惧和愤怒不仅是在个体内，而且是在一个物种内通过进化适应和自然选择所获得的特征。正如查尔斯·达尔文所说，这些特征是"在进化过程中因无数次伤害而产生的"。就像个体会因为他们早期的记忆学习变得更加恐惧一样，一个物种也会在可怕和危险的环境中进化成更加恐惧的物种。

这就把我们带回到倭黑猩猩和它们独特的亲社会性格特征上，包括利他主义、同情心、同理心、善良、宽容、顽皮、可爱，甚至性感。当这种"多特征综合征"发生时，自然往往会选择一个关键特征，而其他特征则会一并出现。进化生物学家认为，黑猩猩的关键适应特征是恐惧，而倭黑猩猩的关键适应特征则恰恰相反，是无惧。[10] 一个社会气质倾向于恐惧和愤怒的人不太可能利他，不太可能富有同情心和同理心，也不太可能善良、宽容和爱好玩乐。这种社会气质上的差异是驱动其他反社会或亲社会特征的关键，每一种性格都是为了适应一个物种的不同环境。例如，黑猩猩与更大、更强壮的大猩猩争夺有限的资源，生活的环境比倭黑猩猩恶劣得多。

犬科动物的行为证明了一个理论，即恐惧是可以解释其他社会特征的一个决定性特征。人们一致认为，最初当狗被赋予勇气（大概是大自然的偶然事件）去接近人类居住地，并从垃圾中获得充足的食物来源时，它们就与狼不同了。从勇敢这一个关键特征出发，狗与人类交往的其他所有友好的特征都出现了。在一项旨在概括这一进化过程的长期研究中，研究人员选择有较少恐惧和攻击行为的狐狸，并让它们繁殖，重复这个循环超过 20 代。[11] 最终，其后代不仅比其祖先表现出更少的恐惧和攻击行为，而且表现出一系列其他类似于狗的亲社会特征。它们不仅与自己群体中的狐狸，也与其他狐狸，甚至与其他物种的动物都形成了更亲密的社会关系。也就是说，它们没有那种可怕的"害怕陌生人"心理（仇外心理）。它们的性情更加顽皮，而且似乎更享受生活，甚至还会摇尾巴。另外，它们的腺体分泌物已经减少，恐惧和愤怒交织的激素水平明显降低。虽然坎农已经去世，但这一发现应该会让他感到欣慰。

· · ·

在过去的十年里，有关杏仁核的许多问题已得到澄清。虽然杏仁核的活动程度可能部分是由我们的基因所决定的，但我们现在知道，它在很大程度上取决于获得的恐惧记忆。同时，杏仁核是驱动恐惧和愤怒的引擎，这些情绪可以影响我们的社会气质。因此，我们可以合理地假设，放松杏仁核反而会改善性格。

一种忘记恐惧记忆和放松杏仁核的方法是依靠第一章中讨论的机制。"记忆工具箱"诱导所有神经元树突棘生长，用来在杏仁核神经元中形成和存储记忆。恐惧记忆与其他所有记忆一样是灵活的，可以用导致棘状突起缩减的"遗忘工具箱"来塑造。想象一下，当你遇到经常欺负你的恶霸时，他已经接受多年的心理治疗或者在静修处待了几个月，以寻求并获得精神上的教化。他克服了自己的愤怒问题，变得和蔼可亲。如果在你的杏仁核中放置一个电极，当你第一次看到他转变后的样子时，你的杏仁核就会显示出高度的神经元活动。但当你一次又一次地看到他时，这种过度活跃就会随着存储原始恐惧记忆的棘状突起缩减而逐渐减弱，你的杏仁核神经元开始了缓慢的恐惧遗忘过程。

虽然成功完成暴露疗法的患者认为他们的社会气质有所改善，但这种恐惧遗忘的过程往往需要较长的时间，如果不是连续经历的话。由于这段时间的提前，很难证实改善后的社会气质与恐惧遗忘本身有多大的联系。在此期间，许多其他因素可能有助于患者行为的改善。

由于绘制了杏仁核内部回路的修复研究，我们现在知道了如何快速使恐惧被遗忘。如果杏仁核被认为是引擎，那么某些杏仁核的核功能就像引擎踏板。一个杏仁核的功能就像刹车，而药物可以有效地踩下刹车踏板，诱导杏仁核活动迅速减缓。另一个杏仁核则像加速器，药物可以放松踏板，使杏仁核活动减速。给动物服用这些药物时，它们都有类似的效果：直接由杏仁核活动的减少来介导，使恐惧被快速遗忘。

事实证明，我们服用了几十年的许多药物，在某种程度上都是通过按压或放松杏仁核踏板来起作用的，我们只是不知道而已。[12] 很多人都在不知不觉中获得过社交中的幸福感，这种幸福感随着导致恐惧被遗忘的杏仁核活动的增加而减少。如果第一杯酒精饮料（第三杯或第四杯不那么重要）曾改善你对他人的感觉，那么你可能经历过低剂量的酒精减少杏仁核活动的过程。对于那些服用处方药物包括苯二氮䓬类药物（如阿普唑仑或劳拉西泮）或非苯二氮䓬类衍生物（如安必恩或舒乐安定）的人也是如此。这些药物被统称为抗焦虑药物，因为它们能减轻由恐惧记忆引发的焦虑和恐惧。当你下次喝酒或服用这些药物时，请注意你的感觉。你是否会对倭黑猩猩不同于黑猩猩的亲社会特征有所了解？当然，酒精和抗焦虑药物迟早会影响大脑的其他区域，根据不同的灵敏度，增加剂量会使这些体验变得模糊。

尝试过消遣性毒品摇头丸（亚甲二氧基甲基苯丙胺）的人可能体验过这些特征。[13] 这是一种复杂的药物，不可能单从化学成分来直观地判断其对大脑的影响。然而，这些人对其影响的描述与倭黑猩猩独特的亲社会特征重叠。最近的一项脑成像研究为摇头丸的神经药理学提供了线索。研究发现，它可以减少大脑活动，最大的减少效应发生在它所连接的杏仁核和海马，这是一种令人忘却恐惧的大脑模式。这种药物会令人癫狂。

所以，就像上一章一样，我们回到了杏仁核，也回到了爱。[14]杏仁核制动系统的进化似乎不太可能只是为了娱乐或饮酒作乐。杏仁核抑制机制的真正作用来源是催产素，这是我们大脑中自然产生的一种化学物质。[15]催产素最初是在20世纪初被辨别出来的，当时的科学对激素十分着迷。催产素的峰值出现在分娩过程中，其生理作用是在分娩过程中放松子宫肌肉。在母乳喂养过程中也会释放催产素，从而加速乳汁的生成。但母性显然不仅是分娩和喂养婴儿。即使是一个无情的愤世嫉俗者也不得不承认，母爱是如此自然，以至于成为客观真理。这就是催产素有趣的地方，其作用从生理学延伸到心理学，从产科病房（它有时被用来促进分娩）延伸到母爱。

在婴儿出生后的几十年里，催产素在母亲心理中的作用开始显现。当时研究人员发现，通过人工注射来操纵大脑中的催产素水平，会影响母子之间联系的程度。催产素水平越高，母子之间的联系就越紧密。许多其他形式的社会联系也被发现对催产素敏感。神圣的婚姻关系，至少是世俗的一夫一妻制对催产素很敏感，甚至更随意的社会关系也是如此。事实上，催产素不需要人工注射。在社交活动和性行为中，大脑中产生的天然催产素水平会激增。

催产素是脑干核中产生的一种看似简单的化学物质，在那里它可以被释放到大脑的其他区域。杏仁核是大脑中对催产素最敏感的区域之一。催产素的行为就像那些抑制杏仁核的药物，减缓其整体活动。所有哺乳动物都依赖母亲的社会关系，并受益于在整个家庭和社区中形成的社会关系。哺乳动物的大脑已经进化到能产生催产素的程度。尽管恐惧记忆会诱发我们的反社会恐惧反应，但大自然在杏仁核引擎中设计了一个制动系统，以抵消恐惧记忆和恐惧遗忘，并服务于社会联系。回想一下你上幼儿园的第一天，你也许很兴奋，但也有点儿恐惧。在这种情况下，我们最初的恐惧反应可能是暂时呆住，甚至希望逃跑。对一些人来说，这种恐惧可能会不可控制地转化为攻击行为。这些都是合理的，而不是神经质的反应，因为任何新环境都有潜在的危险。与陌生人交往的潜在危险真实存在，尤其是对一个幼小的心灵来说，这真的很可怕。虽然这些恐惧反应有助于降低风险，通过让我们退缩或踢打他人来增强身心的安全感，但它们阻碍了社会联系的所有阶段，包括从第一次互动到形成有意义而持久的友谊。

当你还是个蹒跚学步的孩子时，恐惧记忆就开始形成了，它会影响你在上学第一天的恐惧程度。即使你是在溺爱的环境中长大的，当你进入幼儿园时，早年的情感荆棘已经在你的杏仁核上留下了印记。记住恐惧对我们的生存至关重要，杏仁核天生就会学习并牢牢记住令人恐惧的事情。幸运的是，它还装有一个制动系统，可以缓和这些恐惧记忆，并让我们忘记它们，从而能够形成和建立社会关系。

就像压力激素会在两个人之间引发恐惧和愤怒的恶性循环一样，催产素也会引发一个上升的螺旋，如同令人振奋的双人芭蕾舞，仅是眼神交流就能导致催产素释放并呈螺旋上升趋势。这种眼神之间的交流甚至出现在我们与狗的社会关系中。最近的一项研究表明，当狗和人凝视对方的眼睛时，双方的催产素水平会上升；而当人为使用催产素时，则会增加注视对方的次数。[16] 你可以试一试凝视你家狗的眼睛，你会立即感受到一种温柔。这与催产素的释放和杏仁核的放松有关，这是一种修复效果，有助于解释动物辅助治疗为何如此流行。

催产素有时被称为爱情激素，但这是一种过分的简化论。诚然，催产素最初声名鹊起是因为它在母爱中的作用，但认为所有形式的催产素都代表着爱的观点是错误的。一些依赖催产素的情绪可能会达到这种最高程度的社会联系，但考虑到爱的灼热程度，并非所有情绪都能达到这种程度。对于那些认为一夫一妻制是婚姻典范的人来说，请注意你的期望。倭黑猩猩——典型的亲社会人格——是一夫多妻的。然而，形成定义社会纽带的相互信任——任何一种信任，尤其是爱——似乎确实需要某种程度的恐惧遗忘，以便打开我们的思想和心灵，从而使我们暴露在社会危险之中。

· · ·

一个爆炸性的创伤性事件会破坏我们的大脑，破坏情感记忆和情绪遗忘之间的正常平衡，扰乱我们的个性。忘记一些创伤性情绪记忆的痛苦可以预防或帮助治愈某些心理疾病。正常的生活经历也能影响这种平衡，然而更微妙的是，它使我们倾向于要么亲社会，要么反社会。

人们倾向于把黑猩猩、黑帮老大、无情的政客和校园恶霸的暴躁脾气病理化。正常性格中的极端会在某一时刻转变为异常性格，例如，悲伤转变为病理性抑郁。问题是正常和不正常之间的界限在哪里。记住，恐惧有一个显而易见的目的。显然，将黑猩猩诊断为杏仁核过度活跃并对其进行治疗是错误的，因为它们的性情非常有助于它们生活在杂乱无章的社区。将一种人类疾病视为病态的标准之一是，它是否会给一个人的生活带来痛苦，或者至少证明治疗是合理的。社会和法律系统可以审判那些野蛮的人，他们的杏仁核逼真地记住每一件小事和每一次羞辱，他们永远生活在恐惧和愤怒的状态中。但是，医生应该只对那些寻求帮助的人进行诊断和提供护理，拒绝对道德上应受谴责的人进行"不实诊断"的要求。

对于我们这些会遗忘一些恐惧的幸运儿（有同情的能力并且可以控制住怒火），遗忘的神经生物学可以教我们为什么应该同情那些不能遗忘并生活在恐惧中的痛苦灵魂。我们应该感谢大多数人，即使不能保持沉默，至少可以偶尔掩盖恐惧记忆中的尖叫。恐惧若不能被遗忘，我们将过上可怕的孤独生活。

第五章

减负的大脑

"可能吧。"贾斯珀回答道，这让人感到有些费解。贾斯珀·琼斯是当代最伟大的美国艺术家之一，当进行这场对话时，我们就坐在他康涅狄格州家中的餐厅里。我和我的太太在纽约州与康涅狄格州的边界上有一座农庄，因此我们在社交场合与贾斯珀有过一面之缘。贾斯珀对大脑研究有着浓厚的兴趣，曾多次邀请我共进午餐并参观他的工作室，在他田庄的蜿蜒小路上漫步，一起聊聊包括大脑在内的很多问题。

　　贾斯珀最出名的作品描绘的是国旗、数字、靶子等这类普遍的事物。向他解释大脑在艺术创造过程中的作用是一种难得的经历，即视觉系统是如何表现处于视觉加工流之中的事物的。视觉系统对事物的重构是逐步推进的：首先是色彩和轮廓，其次是低阶皮质中的单独成分，最后是信息汇集到大脑中枢的高阶皮质后，又分离开来。随后，这些普遍的事物通过多个皮质枢纽与其他信息建立联系。而情感则将通过联结多个皮质下中枢参与到感官网络中。

二战后民族主义高涨，而在 1954 年，即贾斯珀结束在美军服役生涯一年后，他开始创作首幅旗帜系列画作。我向贾斯珀讲述了我和以色列军队的战友是如何利用旗帜及民族主义联想加速情感遗忘的（这有些讽刺），并且询问贾斯珀是否认为旗帜系列画作在个人健康和国家福祉层面可能也有相似的作用。贾斯珀一向回避有关他创作过程的问题，他只是含糊地说了句"可能吧"。

尽管贾斯珀从来都不是个啰唆的人，但他却乐于讨论广泛意义上的艺术和他人的艺术创作。我们曾两次谈起艺术创造力与遗忘，一次是关于病理性遗忘的变体，另一次是关于正常的遗忘现象。

贾斯珀非常喜爱抽象表现主义画家威廉·德·库宁和其作品，起初我对此感到惊讶和意外。以我对艺术史的了解，贾斯珀及其同时代的罗伯特·劳森伯格作为波普艺术的先驱，在很大程度上终结了以抽象表现主义为主导的时代。在威廉·德·库宁完成首幅女性形象系列经典画作后仅两年，贾斯珀就开始创作旗帜系列作品。虽然只差了两年的时间，但是两人的作品在风格和内容上却天差地别。我感到最有趣的是，这些作品如同石子落入水中，所激发的联想也截然不同：德·库宁的首幅女性形象作品极具表现力，通过色彩的碰撞和比较写实的表现手法，让观众联想到母亲或情人这两种充满感情色彩的形象；而贾斯珀的国旗则是一幅二维作品，看似简单却暗藏玄机（特写镜头表明那是颜料和热蜡混合后的产物），作品客观地描绘了普通的国旗，但却引发观众联想到当时普遍存在的社会讽刺评论。

德·库宁于 1997 年去世，享年 92 岁，是抽象表现主义艺术家中最长寿的人之一。20 世纪 80 年代，德·库宁开始创作最后一系列绘画作品，那时他已经表现出痴呆的症状。贾斯珀想搞清楚德·库宁的病因，我答应帮他搜寻一些医学信息，信息来源包括我们的对话和公开的资料。科尔萨科夫综合征（又称健忘－虚构综合征），是一种大脑缺乏维生素 B_1 所引起的疾病，一般与过量饮酒有关。而直到 20 世纪 70 年代，德·库宁都还在饮酒作乐，显然长期酗酒是他患上痴呆的原因之一。血管类疾病也是如此，如果是在脑血管突发异常（中风）、认知区域受损的情况下，血管类疾病也会引发痴呆。正如我在第一章中所探讨的，维生素缺乏一般可以通过血液测试进行排查，而血管类疾病则是通过磁共振成像或计算机断层扫描术排查的。尽管我并没有去做这些临床研究，但德·库宁的神经科治疗医师表示，阿尔茨海默病可能就是德·库宁患上痴呆的原因。临床医师，尤其是那时候的临床医师，在排除了可能引发痴呆的其他潜在因素后，认为德·库宁的认知特征就足以说明问题，他们确信阿尔茨海默病就是引发痴呆的罪魁祸首。但尽管如此，他们还是使用了"可能"这个词。这是因为，虽然一些排查性检测结果确实呈阳性，例如中风检测，但德·库宁的认知特征并不完全符合阿尔茨海默病，因此这些临床医师只好将"确信"改为"可能"。由此我推断，既然德·库宁长期酗酒这一点有充分记录，且治疗医师一定对此进行过评估，那德·库宁应该做过相应的血液测试和磁共振成像扫描且结果为阴性。

根据德·库宁最终确诊前数年的行为，我得以获取第二个能够证明阿尔茨海默病可能是痴呆病因的条件：认知特征。其中一则真实的故事是，德·库宁在刚看过一位挚友的近期画作后就将其忘在脑后，但却能清晰地回忆起这位挚友很久以前的作品。[1] 这就是海马在功能失调后的表现，借用18世纪病理学家乔瓦尼·莫尔加尼的话说，更生动的说法是海马在"求救"。莫尔加尼是现代医学的奠基人之一，曾首次明确强调要关注疾病的解剖学解释。这件事过后大约六年，德·库宁的认知能力进一步减退，最后被正式确诊为阿尔茨海默病。从解剖学来看，阿尔茨海默病的病变始于海马，然后是高阶皮质，其中包括前几章中提到的皮质枢纽，而这一过程的典型特征就是对近期事件的非正常遗忘，随后是持续性的其他认知能力退化。这样看来，德·库宁被确诊为阿尔茨海默病可能是对的。

我把我的发现告知了贾斯珀，但请注意，我所做的这些临床调研离正式下定论还差得很远。贾斯珀虽然并不热衷于聊天，但他却对问题的细节非常上心，语气温和，带着一股美国南部口音，声音抑扬顿挫，让人安心。最后他直击关键，问题简单而又清晰："为什么只是'可能是'？"我解释道，要确诊患者患有阿尔茨海默病，尤其在当时的情况下，是需要在患者去世后用显微镜观察人脑的。而在这个过程中，神经病理学家需要将患者大脑切成薄片，放在显微镜下，观察是否存在阿尔茨海默病的病理特征：一种是神经元内呈纤维状缠结的蛋白质碎块，名为神经原纤维缠结；另一种位于神经元之间，名为淀粉样斑。通过参观贾斯珀的工作室，我发现贾斯珀很重视视觉艺术中材料的处理方法和过程，因此我感觉他应该也会重视显微镜观察所涉及的技术细节。我告诉贾斯珀，无论将大脑切片处理得多薄，在用特殊试剂染色前，都无法观察到这两种病理的特征。只有在染色后，才能通过显微镜清晰地观察到这些丑陋的物质。

贾斯珀又问我："为什么这种病被命名为阿尔茨海默病？"我解释道，阿尔茨海默病是以德国神经病理学家爱罗斯·阿尔茨海默的名字命名的。1906 年，阿尔茨海默在一名死于痴呆的患者身上发现了上述两种病理特征，并首次向医学界汇报了这一发现。在这之前，人们并不认为这是真正意义上的疾病，而认为这是一种精神错乱，而且这种错乱还带有一定的恶作剧或道德败坏的意味。当时，要想证明这是真正的神经系统疾病，就必须在患者死后进行病理特征的可视化。20 世纪初，阿尔茨海默医生通过将不可见的病理特征可视化，不仅确立了痴呆作为神经系统疾病的地位，也为 20 世纪末在阿尔茨海默病上取得的所有医学突破奠定了基础。

贾斯珀提出了另一个问题："想必这些病理特征早在 1906 年前就存在了吧？"这是肯定的，但直到 19 世纪晚期，神经病理学家才开始利用化学试剂浸泡大脑切片。这些化学试剂最初是被用作德国纺织业的染料，其中一些染料除了用于染布，也成了研究阿尔茨海默病的试剂。贾斯珀在听到这个珍贵的历史片段，以及阿尔茨海默病是由视觉研究（病理学）和视觉艺术的结合后，他那双有神的眼睛兴奋得闪闪发光。

德·库宁去世后，他的大脑并没有被研究。现如今，新型工具已经可以在活着的患者身上发现病理特征存在的间接依据，这在当年是无法实现的。要想验证阿尔茨海默病的生物标志物，一种方法是脊髓穿刺，判断淀粉样斑和神经原纤维缠结是否快速流入了脊髓液中；另一种方法是向患者注射安全无害的放射性检测试剂，将病理物质进行凝合和染色，最后通过成像照相机完成可视化。而在德·库宁那个时代，没有尸体解剖，也没有生物标志物测试。尽管如此，从已知的种种证据来看，对阿尔茨海默病的诊断基本是准确的。

· · ·

我和贾斯珀关于德·库宁认知消亡的对话还没有结束，有一点很明显，贾斯珀对此的兴趣不仅停留在医学研究层面。1995 年，德·库宁的遗嘱执行人召集了贾斯珀和一大批艺术史学家齐集德·库宁在纽约长岛的故居，品评德·库宁在 20世纪 80 年代完成的封山之作。考虑到德·库宁那时已被确诊为阿尔茨海默病，这些专家的任务就是品评这些作品的品质如何：是足以代表一位年老的创意天才艺术创作的晚期风格，称得上他艺术生涯的最终章；还是艺术创作向疾病妥协的产物，应该被放在德·库宁的艺术轨迹之外看待并淡出公众视野，以免损害其名声。现在我将这次事件归结为一个简单的问题：阿尔茨海默病会对艺术家的创造力造成损伤吗？

神经学家经常会回答患者及其家人问到的一个类似的问

题：阿尔茨海默病会对患者的工作表现产生怎样的影响？最尴尬的是，有时甚至连法庭也会有此疑问。这个问题的答案很难弄清楚，因为它取决于患者处于阿尔茨海默病的哪个阶段。但如果将患者限定为一般职业，而非专业艺术家，那么回答这个问题就变得简单多了。

阿尔茨海默病是一种渐进性疾病。虽然阿尔茨海默病最初的症状已经很清楚，但确切的患病时间尚未可知。我们知道，阿尔茨海默病的病情恶化时间长达数十年。通过对许多人数十年来的追踪，我们发现，阿尔茨海默病在临床前期阶段，名为内嗅皮质的海马区域内的神经元开始出现轻度功能障碍。有些患者可能会痛苦地发现，自己偶尔会忘记新接收的信息，比如想不起最近遇到的人的名字。但这还仅停留在主观感知层面，无法通过正规的记忆测试加以验证，得出可靠的结论。多年过去，随着病情加重，患者进入了前驱期。在此阶段，阿尔茨海默病虽然很大程度上还只对海马产生影响，但却已经开始全面消灭神经元，并引发持续性的、可检测到的记忆损伤，比如忘记昨晚看过的电影或是上周末参加的晚宴。自此，患者一般会在 5~10 年后才会进入痴呆期，在这段时间内，阿尔茨海默病会从海马向上扩散，进而影响高阶皮质区域，高阶皮质区域是由其他各项认知功能组成的复杂网络的中枢。在痴呆早期，受影响最严重的是负责信息存储和处理的皮质区域，以及接下来负责信息检索的皮质区域，即前几章中提到的感官加工流的中心。现在，除了海马的"发声求救"，病人还会开始出现明显的病理性遗忘，比如忘记年轻时发生的事、朋友的名字、语言、旅行路线，甚至回家的路。

可悲的是，阿尔茨海默病并不会到此为止。在这些认知区域内肆虐多年后，最终，阿尔茨海默病会扩散到整个大脑皮质，剥夺患者的个性和人格，然后潜入皮质深处，进入脑干内神经元簇的细胞核（类似纽扣大小），而脑干对维持意识和睡眠、进食、呼吸等基本人体机能至关重要。这就是阿尔茨海默病的最终阶段，这一阶段让确诊阿尔茨海默病的患者及其家人心生恐惧。但对阿尔茨海默病的大多数阶段来说，这一疾病的影响仅限于大脑中负责信息处理的皮质区域。

· · ·

在与人聊起阿尔茨海默病时，我经常听到的一句话是，"如果我得了这个病就拿枪杀了我吧"。起初我认为，这不过是人们在了解到阿尔茨海默病的最后一个阶段，又不涉及安乐死这个具有争议的伦理问题时所做出的合理反应。但我逐渐意识到，这反映出人们对前驱期和痴呆早期丧失认知能力的恐惧。我作为一名医生，曾近距离地观察阿尔茨海默病患者（其中也包括我的家人）发病的漫长阶段，认识到了这种自杀式反应是有问题的。我必须说明，我的患者中没有一个在前驱期甚至痴呆早期想要自杀，我这样说不是在刻意弱化患者及其家人所遭受的痛苦。事实证明，我们可能会丧失很多认知能力，但依然可以与人交际并享受生活，很多患者都是如此。在当今这个看重信息的时代，我们重视信息处理、存储和检索，我的患者也让我明白，我们太看重计算能力了。我们似乎没有意识到，很多认知能力并不是我们生活的必需品，包括个人核心特质、与家人朋友交际的能力，以及欢笑、爱和感知美的能力。但有一点很明显，认知能力对大多数人的职业生涯来说很重要，而认知能力的逐渐消亡是需要付出代价的。

为了回答阿尔茨海默病患者是否还能从事各自的职业这个问题，我和贾斯珀首先回顾了阿尔茨海默病的各个阶段，但我却发现自己切换到了授课模式。在进入讨论的难点部分后，我们又回到了正题，即德·库宁在完成自己的封山之作时，他处于阿尔茨海默病的哪个阶段，以及阿尔茨海默病是否可能影响其画作的质量。

我们讨论的一个问题是，如果切除了大脑中的海马（就像第一章中提到的亨利·莫莱森一样），艺术家是否还能创作出体现自己真正创造力的作品。只要艺术创作是在切除海马之前几个月进行的，那么自始至终，大脑皮质中的视觉加工流，以及视觉皮质枢纽与其他感官和情感之间的联系也就都完好无损。因此，我们得出结论，在阿尔茨海默病的临床前期和前驱期，艺术家的艺术生命还没有终结。

但问题就在于德·库宁，他绘制相关作品的时间是20世纪80年代，而那时阿尔茨海默病很可能已经扩散到他的整个大脑皮质。德·库宁被正式确诊为阿尔茨海默病的痴呆期是在1989年。从神经学家的经验来看，从患者进入痴呆期到被诊断为痴呆期，中间会间隔几年。阿尔茨海默病在解剖学层面的病情过渡不同于各区域间的连续切除手术，因此具体时间间隔很难精确确认。阿尔茨海默病的各个阶段并非互不相干，但划分界限比较模糊。阿尔茨海默病一旦逐渐向新的区域扩散，就会在那里盘踞数年，并削弱神经元，直至缓慢地杀死这些细胞。尽管从解剖学角度来看阿尔茨海默病本身存在模糊性，我和贾斯珀还是得出了结论：在 20 世纪 80 年代的大部分时间里，阿尔茨海默病已经扩散到德·库宁的除海马以外的其他皮质区域，他的视觉加工流也受到了影响，但只限于视觉中枢及其周围的高阶皮质区域。我强调了与脑谱图这一任务密切相关的一点：只有在最后阶段，阿尔茨海默病才会开始沿着中枢向低阶皮质枢纽扩散，影响感官加工流，即负责处理色彩和轮廓信息的区域。毫无疑问，在 20 世纪 80 年代的大部分时间里，德·库宁大脑内的低阶皮质区域都相当完整。

通过我和贾斯珀的对话，我们竭尽所能，最终画出了一张德·库宁病情的大致路径图。德·库宁的封山之作，大多创作于其阿尔茨海默病已经扩散到视觉加工流之后，但受影响的区域只限于上层边缘，中枢内的神经元尽管处于虚弱状态，却依然存活。因此，神经元内错综复杂的感官加工仍在继续，虽然黯淡，但没有熄灭；神经元与其他信息和情感之间的联系虽然疏远，但没有消失。相反，在这十年里，低阶皮质区域内的神经元却都异常活跃健康。这张病情的路径图可能有助于解释，为什么德·库宁的创作风格与之前大相径庭，或者至少可以从神经学角度给出一个答案。那些复杂而又充满感情色彩的创作对象——人物、物体和景色通通消失不见了，紧凑的布局和丰富多变的笔触也不复存在，取而代之的是如丝般散落的弯曲色带、少量的色彩和简洁的轮廓。

问题是，我们能否通过这张病情的路径图，了解德·库宁的晚期作品到底品质如何，以及他认知功能的受损程度是否已经到了影响专业艺术才能发挥的地步。神经学家一直被问：阿尔茨海默病患者还能不能再从事自己从前的职业？神经学家给出的答案会是一个重要的参考。神经心理学测试为这个问题提供了客观依据（相当于车辆检修时机械师手里的清单）：海马和前额叶皮质受损后，其他与二者相连的皮质区域也受到影响，导致各项认知功能出现障碍，测试指标包括信息处理和记忆能力、语言流利度、数字和其他抽象符号的计算和运用能力以及时间和空间定位能力。大多数患者在判定自己职业生涯是否受阿尔茨海默病影响时都可以借助这份认知功能测试量表，但艺术家却是个例外。

艺术作品是否品质不佳，这个问题超出了神经学家的领域，有待其他专家解答，在这个案例中，专家就是1995年造访德·库宁故居的贾斯珀和那些艺术史学家。大家一致得出结论，除了最后几幅作品，其他大多数画作都具有很高的艺术价值，符合德·库宁的艺术轨迹，称得上是他艺术生涯的终章。这份肯定也为这些作品后来办展奠定了基础，甚至可以说是大开绿灯。1997年，这些作品在美国现代艺术博物馆展出，几乎赢得了所有人的赞誉。

作为一名实践型神经学家，我从德·库宁的案例中得到启发，并得出结论：从理论上来说，艺术家在阿尔茨海默病的临床前期、前驱期和痴呆早期都还可以继续从事艺术创作。而作为一名认知学家，我觉得最有趣的一点是，即使感官加工流的上部区域受损导致原本密集的关联网络变得一团糟，并且感官加工流受控于低阶皮质区域导致只能进行简单的感官加工，关联网络也比较稀疏和基础，艺术家还是可以进行创作，甚至是进行高质量的创作。贾斯珀听了我这一番解释，仰起头，狡黠一笑。

· · ·

在创作旗帜系列画作期间，贾斯珀观察过自己的创作过程。[2] 不过他没有对我说过他的观察发现，而是在 20 世纪 60 年代发表的一些采访中承认，睡眠也是创作过程的一部分，美国国旗这个创作灵感就来自梦中。众所周知，做梦是催生创造力的沃土，这一点不仅适用于贾斯珀这样的艺术家，也适用于科学家。[3] 但我也知道，贾斯珀一定对这个话题讳莫如深，因此没有必要让他继续深入谈论他的观点。不过，我感觉他有兴趣听听睡眠在生物学方面的新发现，这些新发现开创性地解释了做梦是如何助益创造力的。

人体对睡眠的需求一直是生物领域的一大不解之谜。我们每天只需花费很少时间就能摄入生存所需的食物和水，但却被迫花费数个小时用于睡眠，睡眠期间我们与周围的世界分割开来，无法察觉任何潜在的危险。有些人比较幸运，可以睡够身体所需的八个小时，而有些人则睡得少一些，但无论我们是哪一种，都把近 1/3 的生命花在了睡眠上，并完全暴露于周围的环境，毫无防备。尽管存在潜在的危险，但对生命来说，清醒状态与睡眠状态的相互更替是至关重要的，没有哪一种拥有复杂神经系统的生命能够脱离这种日常循环。哺乳动物（从人类到啮齿动物）是如此，脊椎动物（从家禽到鱼类）是如此，连低等无脊椎动物（从苍蝇到寄生虫）也不例外。但睡眠不同于营养摄入和水合作用，后两者对维持人体运转的必要性不难解释，但睡眠的必要性却一直不得而知。

许多假说都尝试解答一个问题：明明对周围环境保持清醒可以提高生存概率，为何我们为了生存，每天都要在睡眠上花费几个小时？有一个 25 年前提出的假说（当年只提出了主体部分）已经慢慢积累了不少间接证据。不过直到前几年，随着尖端技术发展，这项假说才得到了检验和证实。

弗朗西斯·克里克是一位科学界的权威人物，因发现 DNA 的双螺旋结构而成为 1962 年诺贝尔生理或医学奖的获得者之一。他的发现引发了分子革命，不过在其研究后期，他转换了研究的焦点。克里克做出了一个大胆的决定，他要进军脑科学领域，解决其中最棘手的问题，即意识的本质和睡眠的奥秘。1983 年，他发表了一篇理论性文章，文章中提出的假说提出了人为什么要睡觉的生物学解释。克里克将自己复杂的设想凝结在一句精练又惊人的结论中："我们做梦是为了遗忘。"[4]

先前说过，神经元上与记忆有关的部位是树突棘，即树突上的微小突起。我们的大脑皮质中存在着数十亿个神经元，而每个神经元上又有数千个树突棘，这样看来，棘状突起的数量真是个天文数字。树突棘存在的唯一目的就是根据我们的经历调整自身大小和内部神经递质受体的数量。每个棘状突起的分子机制都会对经历产生反应，而每段经历又会引发棘状突起的大面积生长。

试想一下，在你生命中的某一天，你戴上一副带有内置微型摄像头的眼镜，逐帧记录这一天中经历的数千段影像。到了晚上，一天的旅程就像幻灯片一样在眼前放映，你会发现自己就算记不起大部分经历，也能记住其中的许多。每个瞬间的记忆都是散布在你大脑皮质中数百万个棘状突起生长的结果。即使许多经历之间存在重合的信息，具有相同的棘状突起，每段经历也都有自己独一无二的那一部分。在这一天中，你的大脑一定在不停地生长，虽然幅度很小，需要用显微镜才可以观察到，但你能记住这些经历就是心理学依据。现在，请想象自己正在进行一场旋风式的环球之旅、一段为期一周的空中旅行、一次行程紧凑的一日观光，看遍大千世界的迥异风光——城市、密林、山脉、古城遗迹、大漠和田园，其中度假小岛最无聊。你的大脑每天会记录数千段非常生动的记忆，每一段都会刺激一块草坪大小的棘状突起生长。我们不去探讨空间是否够用的问题：受制于坚硬的颅骨，你的大脑不会明显扩张，否则棘状突起疯长会引发认知障碍。但每个棘状突起生长的空间都是有限的，这意味着你的皮质棘状突起早晚会达到极限。当发生这种情况时，以往的记忆片段就会被抹去，回忆变得模糊，就好比一张过度饱和的数码相片，构成相片的像素之间不再存在任何反差。没有可用的棘状突起，大脑皮质也就没有剩余的空间用来形成新的记忆。当大脑皮质的感官加工区内到处都是过度生长的棘状突起时，你对外界的感知也会受到影响。一旦这些皮质中的神经元对新接收的信息表现出过度兴奋，棘突就会发生扭曲，甚至可能因为承载了过量的信息而产生错乱，使得原本正常运转的感官加工流出现故障。5

1983 年，克里克首次提出上述问题可以通过睡眠解决，后世将其命名为"智能遗忘"，他的学生和其他研究人员在此后的多年中也在不断修正和提炼这个观点。基于神经元的可塑性原则，睡眠会根据我们每天的经历，对新长出棘状突起的皮质区域起到双重影响和对抗作用，做梦尤甚。当我们做梦时，海马会刺激并回放大脑皮质中存储的记忆片段，但大脑皮质是如此错综复杂，并非所有经历都会一一重现。梦境就如同电视剧里的"剧情回顾"环节，只会回放最重要的片段，即突出故事主线的那一小部分。这样一来，海马就会持续刺激少数特殊的皮质棘状突起稳定下来，形成能够反映我们大致日常活动的记忆。然而，更概括地说，做梦时大部分的新生棘状突起都没有受到刺激，处于一种不稳定、被忽略的状态，而根据主流的观点，这些棘状突起将会缩减。一晚好梦后，我们可能以为一小部分的新生棘状突起已经形成稳定记忆。但对比前一天白天结束时和第二天早上的大脑皮质，却发现棘状突起出现了缩减，换句话说，睡眠带来的是遗忘。虽然睡眠就像景观修剪工作一样，也有大规模修整记忆、突出记忆细节的作用，但根据上述假设，睡眠的主要目的就是更新皮质。通过清理和更新大脑皮质，睡眠为未来存储记忆留出了空间；通过降低神经元的兴奋度，并有效删减皮质中的无效信息，睡眠维持感官输入信息的正常加工和流动。

这个假说虽然合理，但直到近几年的研究才通过实践证明了其中的关键假设。2017年，研究人员利用功能强大的新式显微镜和其他尖端技术，最终得以研究狭长的大脑皮质上棘状突起的大小。[6] 结果非常明显，睡眠会导致大规模的棘状突起缩减，即睡眠会带来遗忘。克里克此前的一位学生就睡眠引发的遗忘现象做过大量影响深远的研究，引用这位学生的话来说就是，神经系统渴求感知外界，因此进化出过于敏感的棘状突起，而睡眠就是"我们所付出的代价"。[7] 这个假说之所以格外精确，就在于它解释了我们为什么必须每天从外界抽离如此之久。棘状突起缩减并不在转瞬之间。分子机制精细复杂，分管主动遗忘，需要数个小时才能仔细地完成新生棘状突起的分解工作。吃几口食物就可以饱腹，喝几大口水就可以止渴，相比之下，遗忘却不可操之过急。遗忘是需要时间的。

一些人反映自己在被迫数天无眠后出现的各种行为，这为克里克的假说提供了更多经验上的支持。[8] 如果真如早期的假说所言，睡眠对记忆至关重要，那么阿尔茨海默病患者在发病各阶段应该会出现失眠导致的失忆现象。但事实并非如此。相反，大家的症状与之前提到的神经元对感官输入信息表现出的过度兴奋、感官皮质区域出现过载和溢出现象一致，如果将其解释为睡眠的主要目的就是遗忘、棘状突起缩减和信息消除，那就说得通了。这种遗忘的缺失所表现出的明显症状就是认知扭曲和精神错乱，几乎任何一个被迫数天无眠的人都会遭受这样的痛苦。失眠会全方位影响我们的视觉加工流：先是扭曲我们观察颜色和轮廓的方式，再是瓦解思维模式，最终摧毁精神意志，甚至让我们迅速产生幻觉。

通过观察睡眠引发的遗忘效果，也可以看出睡眠在创造力方面的益处。心理学家仔细研究过一批被公认具有非凡创造力的人，其中包括视觉艺术家、诗人、小说家、音乐家、物理学家、数学家和杰出的生物学家。[9] 在这些人的自我反思中，心理学家发现有一点是共通的。"创造"意味着新事物或创新，"创造力"则意味着一种更广义上的生成能力。创造的惯有主题并非突然创造出一种全新的事物，相反，当已有元素之间的意外结合突然变得紧密，创造的火花也就迸发出来，这是一种认知领域的炼金术。人们用来形容创造力的表达包括不同元素在头脑中是如何参与到"排列组合游戏"中，如何"在相互碰撞后成对关联……形成一个稳定的整体"，或是如何"通过普通元素在化学上的相似之处，达成深层次的结合"。其实，我最喜欢的形容来自诗人斯蒂芬·斯彭德，他是这样表达自己的创作过程的："灵感模糊不清，宛如一团缥缈的云……只有大雨倾落，才能汇聚成文。"

心理学家设计出了一项行为实验，用以捕捉这个重塑的过程。[10] 例如给出以下词语："大象""失误""生动"，请想出一个与这三个词有关的词语。答案是"记忆"。换成另外一组词语："老鼠""蓝色""茅屋"，与之相关的词语又是什么呢？如果你的答案是"乳酪"，那么你答对了。即使你的答案不是，你也可以花点时间思考一下这两个答案（更多示例详见本章注释第 11 条 [11]）。一旦你把这些词语拼凑在一起，自己想出正确答案或获得正确答案的提示，你就会发现答案明显是正确的，继而恍然大悟。思维运转没有规定必须走哪条路，对正确答案的认知联想也没有一个固定的公式。这个过程就这样完成了，正确答案也一直存在于你大脑皮质中的某处。你知道老鼠会吃乳酪，你也吃过或至少见过蓝纹奶酪或茅屋干酪。但如果只给你"老鼠"这一个词，要求你进行随意联想，你可能不会一下子就想到"乳酪"，除非你是个乳酪经销商。"蓝色"一词会使你联想到"天空"，"茅屋"一词会使你联想到"房屋"。你只有是个害虫防控专家，或者是个尝试使用过各种诱饵的捕鼠人，你才可能一下子就想到答案是"乳酪"。同样，你只有是个像我一样的记忆专家，才可能在面对"大象""失误""生动"时想到"记忆"这个词。反过来说，我在联想这一组词语时的优势也可能会限制我的创造力。举例来说，我在看到海洋中最奇妙的动物之一——海马的时候，会不自主地联想到海马与记忆的关系。

这正是重点所在。创造力需要预先存在联想，联想又需要记忆，但联想和记忆都必须保持松弛和活力。艺术家的自我反思告诉我们，创造力来源于不同元素的交融以及这些元素之间的联系，前提是联想要处于放松的状态。视觉艺术家都沉浸于想象之中，诗人都沉浸于文字之中，科学家都沉浸于事实和观点之中。但这些伟大的人之所以与众不同，就在于他们的联想并非一成不变。

松弛、放松、灵活的联想都是创造力的必备条件，也都似乎是遗忘的一种。心理学家曾通过加强或削弱词组之间的联想等方法，如"蓝色-天空"或"茅屋-房屋"，首次证实了遗忘有益于创造力。[12] 例如，研究人员发现，在向实验对象反复强化某些词组后，实验对象会对这些词组产生更牢固的记忆，在创造力实验初期表现得较差也就在意料之中了。在随后几天中，实验对象的表现逐渐有所好转，但这种好转是与已知的遗忘时间曲线相吻合的。

这些发现固然有趣，但与睡眠相关的研究也证实了遗忘与创造力之间的关联。[13] 这些研究清晰地表明，无论是通过创造力词组实验还是其他方法加以验证，一夜好眠都对我们的创造力有明显的益处，一夜好梦尤其。这些益处并不会在验证中显现出来，因为睡眠是一个比较闲适的状态。另一个原因则是，做梦只是恰巧突出了我们日常活动中的某些记忆片段。这些研究大多出现在克里克的猜想（睡眠是为了遗忘大部分的寻常记忆）获得关键性证据支持之前，尽管如此，得益于前人的科学研究，我们不可避免地得出结论：如果睡眠引发的遗忘现象能让我们记忆中的事物之间保持放松、灵活的联想，那么我们的创造力将会到达巅峰。

• • •

任何人都知道我们为什么要进食，食物是如何被消化的，营养成分是如何被输送到细胞中的，以及细胞是如何以养分为燃料制造能量的，但没有比亲身体会到饥饿更能教会我们对进食的需求了。漫长而又忙碌的一天过后，你对睡眠强烈的渴望压倒了一切，这是你充分体会自己对睡眠的需求的最好办法。一夜好眠的幸福之处在于，树突棘被修剪得整整齐齐，你的头脑也为之一轻，神清气爽地继续记录新的一天。而数夜无眠后出现的思维停滞和精神紊乱，从某种程度上来说则是大脑中无用信息过多的结果。

在我和贾斯珀顺利结束了漫长的对话后，我们想，遗忘是为了创造力而特意进化出来的吗？人类和其他物种都从创造力中获益良多，这一点毫无疑问，但更有可能的是创造力只是借助了遗忘这个过程，毕竟遗忘被进化出来的主要原因还是前几章中提到的在认知和情感方面的优势。但通过为我们的头脑减负，遗忘的确消除了那些禁锢头脑、阻碍想象力和创造力腾飞的沉重记忆。

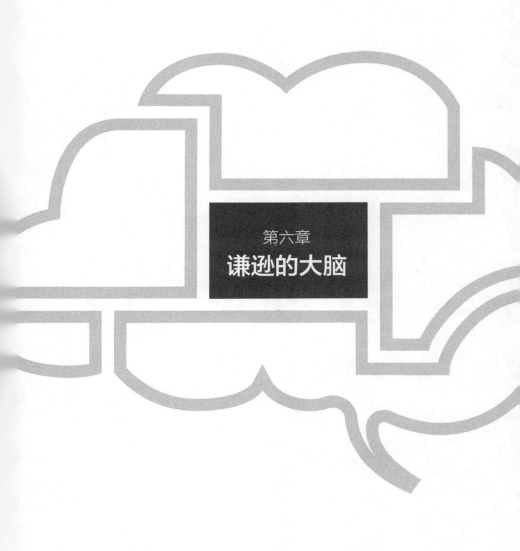

第六章

谦逊的大脑

医学领域中的决策与生活中的种种决策一样，都很容易受个人偏见的影响。例如，根据美国医学协会的伦理规范，亲密关系会干扰我们的专业医疗诊断，因此，医生不可以救治自己的家人及挚友。在需要实施急救的情况下，我们是可以打破这个规范的，但为了降低出现医疗过失的概率，我们必须充分认识到自己的偏见。

我经常从同事那里听到的一类偏见是，在诊治所爱之人时，我们总是"将病情最小化"。当熟悉的人描述自己的症状时，我们时常无法做到认真倾听或严肃对待，从而低估对方病情的严重程度。例如，我的一位医生朋友年仅三岁的女儿曾表示自己总是感到口渴，但我的朋友却对此置之不理，后来发现女儿患有糖尿病时已经迟了。任何一种人际关系都可能使决策产生偏差，虽然没有伦理规范规定医生之间不可以互相诊治，但我们也要警惕出现偏见。如果说"病情最小化偏见"让我们做得不够或做得太迟，那么医生之间互相诊治则有时会出现与之相反的"病情最大化偏见"。可能是因为担心出现误诊,我们在诊治自己的同事时往往会做得太多,比如要求同事做很多不必要的检查。

元认知是个体对自我认知的认知,这里的自我认知不仅包括认知天赋,也包括偏见和缺陷。我有过一次元认知的体验,那是一天下午,我正在快速浏览预约就诊登记表,但却发现表上有X医生的名字。X医生是一位世界知名的传染病专家,就职于我们医疗中心。我们并没有交情,但X医生名气很大,我知道他,也曾将我的一位家人交由他来诊治。和我一样,他似乎也认识到诊治同事可能存在偏见,因为从一开始,他就明显试图确保我们的同事关系不会影响医患关系。X医生在自我介绍和对我的称呼上表现得非常刻意,他称我为"斯莫尔医生",甚至连自己的白大褂也没穿,尽管他是在诊治自己的患者间隙抽空跑来我办公室的。我也学着他,刻意避免出现平时与医院同事之间那种闲聊的模式,也不纠正他对我的称呼。我一般都坚持让我身边除患者以外的人叫我"斯科特"。

X医生年近50岁,他的主诉有些奇怪。他一直觉得自己比其他人更健忘,并好奇这种感觉是否存在客观依据。我问他:"为什么现在来看呢?"他回答说,他只是人到中年后变得更自省了,但这个答案并不完全正确。我的患者卡尔头脑敏捷,而X医生与卡尔相反,他表示自己的记忆力从小学开始就比同龄人差。我指出他的记忆力不可能真的很差,毕竟其简历显示他在学业上表现优秀,他先是就读于一所高水平院校,之后进入医学院学习,而要在医学院取得成功是公认离不开记忆力的。X医生解释道，自己只是擅长死记硬背，能够在短短几天内牢牢记住新信息，但随后记忆就会像"隐形墨水"一样从大脑中蒸发。无论是回想笑话、著名演员的名字还是临时掌握的知识点——比如大学时学到的历史事件的时间或在医学院读书时学到的脑神经知识，他的记忆力都比别人差。他很清楚自己的记忆力并没有随着时间的推移而衰退，而只是"天生记忆力不佳"，这点对我的诊断很重要。

X医生的神经检查结果显示一切正常，我也意识到"病情最大化偏见"会让我头脑一热，要求他做过多的检查，因此我控制住了自己，没有要求他做磁共振成像扫描或血常规化验。但为了确定是否存在客观依据证实X医生的确记忆力差，我询问了我的一位心理学医生同事是否愿意主持一系列神经心理学经典测试，以此正式评估X医生的认知能力。她同意了。两周后，测试结束且打分完成，我们三个人在认知测试专用房间内一起分析了测试结果，那间屋子跟我的诊室在同一条走廊上。同事先是高度评价了X医生的高智商，这可能是为了让他放轻松些，毕竟他是我们的同事。X医生要么是凭直觉察觉到了这一点，要么就是有人说过他智商很高，他草草应付了同事的赞美，开始进入正题，询问他的主诉，即记忆力的相关事宜。像对待我的许多患者和学生一样，我向他解释了神经学家是如何将"记忆"这个模糊的概念根据大脑的构造划分为不同类型的，什么是海马，海马在形成新的长期记忆中发挥什么作用，记忆的最终存储区域在哪里，什么是后皮质区以及前额叶皮质，其中前额叶皮质有助于我们检索皮质存储区域内的记忆。我还解释了神经心理学测试是如何对每种记忆系统进行评估的，同事以此为基础，逐一分析了 X 医生的各项得分。

X 医生在记忆存储区域和记忆检索两项测试上的得分正常，但海马功能测试的得分却低于正常值。我立马解释道，虽然低于平均值，但这并非异常数值；就像身高各不相同一样，他的记忆力只是比常人稍低一些。X 医生搞清楚自己的状况后，继续沿用了我的类比并礼貌地询问：虽然一个人最终能长多高是由基因决定的，但营养不良也会影响这个天赋。记忆力也会如此吗？我回答道，他的说法在理论上是正确的。长期以来，营养都被认为会影响认知能力。例如，2014 年，我们发现营养成分黄烷醇与海马功能之间存在特殊联系。[1] 许多水果和绿茶中都含有黄烷醇，但黄烷醇含量最高的是可可豆，因此黄烷醇有时也被称为"可可黄烷醇"。我们迅速研究了 X 医生的日常饮食结构，但没有发现任何问题。可以检测黄烷醇摄入量的血液测试正处于研发过程中，尚未成功。我认为 X 医生记忆力偏低的原因最有可能在于他的基因。我知道他会对此感兴趣，就发给他一些近期的论文，[2] 这些论文发现了依赖海马存在的记忆的相关蛋白质及其基因编码，但我也解释了这些遗传学信息对诊疗并没有任何帮助。我告诉他，他的预感可能是对的，他可能就是天生如此。他也承认自己父亲的记忆力是出了名的差，所以这也说得通。他似乎相信这个关于他记忆力差的客观解释。了解自己，即使是发现自己在某些方面有缺陷，也是令人欣慰的。

X 医生又将话题转回到他的智商上，漫不经心地提问道，为什么自己智商这么高，记忆力却很差。同事回答了这个问题，她解释了智商的测试方法和得分要素。她主持的常用测试包含各种细分测试，每种都会测定构成智商的不同脑部功能，其中只有一项高度依赖海马系统，这一项测试的是我们的词汇量和地理历史知识储备。X 医生在这些测试上的分数最高只能达到平均值，他那高得出奇的智商是通过在对海马依赖程度较小测试上的优异表现得来的。心理学家通常将许多细分测试归为一类，这类测试所检验的认知能力有一个夸张的名字——决策功能。

这个名字可能听着夸张，但决策功能确实非常重要。不过，决策功能相比记忆或语言更加晦涩难懂，不易解释。X 医生对此产生了学术兴趣，想要知道更多，我和同事表示乐意继续为他解释。大脑的决策机制就像政府或组织的高层一样，面对的首要功能就是对接收的一连串信息加以推理论证，解决大脑这块"芯片"所提出的种种问题。如果在经过深思熟虑后，决策机制决定采取纠正措施，那决策机制的次要功能就是为其设计出一个较为合理的方案并贯彻实施。虽然评估决策机制次要功能的神经心理学测试确实存在，并在考核某些高难度工作的求职人员时会用到这种测试，但我们所采用的神经心理学测试主要聚焦在决策机制的首要功能上，即推理论证能力和分析解决问题的能力。X 医生就是在这部分测试中表现突出，从而获得了智商的关键性分数。X 医生立刻明白了这一点，并将其归结为数学的功劳，他一直很擅长数学。我和同事稍微感到有些不快，几乎同时问道："但什么是数学？"他的回答当然没什么错，毕竟我们不是还原论者，但说推理论证就是数学等于没说，这就好比说思考就是思考一样。心理学家想要知道我们是通过何种心理活动得以进行数学和其他领域的推理论证的，而神经学家则从神经解剖学的角度出发，想要了解这些心理活动是在何处完成的。

先说心理学。心理学家描述过我们进行数学推理论证或解决数学问题时所需要的另一种记忆活动，它被称为工作记忆。[3] 不要混淆工作记忆和海马记忆，工作记忆指的是我们暂时记忆信息并在短期内加以利用的能力。工作记忆是头脑中的一块平板，我们可以在上面写写画画，做一些粗略的计算，工作记忆使我们能同时处理多条信息。拿很多学生讨厌的那道经典数学题来说，两列火车加速相向而行，但各自的速度不同，请计算出这两列火车相遇的时间和地点，这就是利用工作记忆的一个典型案例。要在大脑中将复杂的三维物体进行旋转，或找出一系列事物中与众不同的那个，二者都得益于分析性记忆系统。还有另一个更简单的例子能说明工作记忆在数学思维中的作用，我们称之为减七法。这个测试要求患者从数字 100 往下数，每次减去 7，也就是 100 减 7（结果为 93），93 减 7（结果为 86），等等，我们测试患者能往下数到多少。工作记忆绝不局限于数学思维，而是可以延伸到所有信息中。我们采用的另一个测试要求实验对象把"世界"（world）这个单词从后往前拼写。这个测试说明，虽然工作记忆在理论上可以独立于长期记忆而发挥作用，比如在面对纯分析性问题时，但工作记忆也获益于长期记忆，记住如何拼写"世界"这个单词就为工作记忆减轻了负担。在这些测试中，实验对象需要在大脑中暂时存储新信息或利用已有信息（数字、词语、物体和概念），并将其保留一段时间，以此完成某些活动（计算、拼写、旋转和对比）。不同于依赖海马而存在的记忆，一旦我们完成这些活动，就可以将这些信息揉成一团丢掉。

从神经学的角度来看，决策功能主要由前额叶皮质执行，前额叶皮质是在记忆检索部分已经讨论过的脑部区域。前额叶皮质所占面积很大，是我们大脑中的几大分区之一，由几个协同合作的狭窄子区组成。前额叶皮质负责接收决策功能所需要的全部输入信息，包括感官皮质区域传送的外界实时更新信息以及杏仁核匆忙拉响的危险警报。前额叶皮质也可以根据需求下载已有的信息。前额叶皮质中负责工作记忆处理的区域与美国白宫的战情室类似，都是快速分析新信息和已有信息并以此制定决策和行动计划的地方。前额叶皮质也可以服务于决策机制的次要功能：设计并通过某项计划，决策如何直接向大脑中所有的运动区发出指令，从而将调度工作和计划实施做到最好。

复杂的大脑功能的神经学轨迹总是最容易被发现的。前额叶皮质受损的患者，决策功能也会被削弱，但 X 医生和大多数人一样，从来没有见过这样的患者，因此我找了一个更熟悉的例子：儿童的大脑构造和行为模式。我们在结束婴儿时期，进入童年时期之后，后脑中所有负责向前额叶皮质传输信息的感官系统都已发育完全。前额叶皮质设计和实施行动计划所需的运动区，特别是与语言和肢体运动协调控制有关的运动区，也全部准备就绪。就连依赖海马的记忆系统也处于可用状态（大约在三岁，这也是为什么我们没有婴儿时期的记忆）。万事俱备，只缺前额叶皮质中的决策中心。前额叶皮质的复杂构造在整个大脑的发育过程中远远落后，直到 20 岁左右才完全可用。虽然儿童在感官信息的记忆、接收和处理方面可以做到和成年人一样，但因为前额叶皮质还没有发育成熟，所以在推理论证和制定决策方面还无法与成年人相提并论，也很难控制自己的冲动。不仅神经生物学家明白这一点，立法委员和汽车保险公司也明白，因此儿童没有选举权，青少年的车险费率也更高。X 医生认为这些话题很有趣。他对我们证实了他一直以来的自我怀疑表示了感谢，并衷心感谢我们给他上了这堂神经学课程。

X 医生的认知特点有助于了解另一种对我的阿尔茨海默病患者有直接影响的认知特征。虽然 X 医生依赖海马存在的记忆力很差，但他的元记忆却很好，即他对自己记忆力的高低有充分的认识。作为元认知的一个分支，元记忆的定义是，我们对自己记忆力的主观认知与客观存在之间的匹配度。事实证明，在记忆的光谱上，无论我们的记忆力是好是坏，抑或是不好不坏，我们大多数人的元记忆都还不错。我们的许多患者，尤其是那些处于阿尔茨海默病前期的患者，元记忆都维持在正常水平，即这些患者能充分认识到并承认自己的认知能力正在缓慢衰退，但不幸的是，这个过程不可避免。出于某些尚不明确的原因，另外一些患者就没有这么幸运了，他们不仅丧失了记忆，连关于自己失忆的元记忆也丧失了。[4] 这群不承认自己认知功能衰退的患者，往往受认知功能消亡的负面影响最严重。

在我的职业生涯中，最糟糕的一次经历是被传唤到法庭上，作证指控我的一位病人。这是一位 68 岁的老人，由于痴呆病情恶化，他撞坏了两辆汽车。他的元记忆很差，因此他否认自己认知能力出现了退化，并拒绝停车交出钥匙。老人的家人认为除了将他送上法庭别无他法，最终法官判他有罪，吊销了他的驾照，并让他的家人没收了他的汽车。这是一次明智的判决，但这件事完全是一个悲剧。

· · ·

从神经学角度出发，我现在知道 X 医生一直以来的直觉是什么了。在与认知联系最紧密的几个主要解剖分区中，X 医生的前额叶皮质表现高于平均水平，海马却低于平均水平。他的元记忆很出色，元认知范围也更广。我认为不需要再做其他测试了，这个病例可以告一段落了。

但在我们离开同事的办公室后，X 医生把我拉到一边，询问是否可以再占用我一点时间，他还有其他事情想征求我的意见。由于那天并不是我的坐诊时间，而且另外一位神经学家占用了我的办公室，因此我们决定步行去独立研究大楼，我的实验室就在那里。路上，在等电梯升到位于 18 层的实验室时，我们又恢复了同事关系，抱怨一下这座一直慢吞吞的电梯，再八卦一下医院领导层变动的传言。直到进入我的实验室，X 医生才最终说出了他对自己记忆力差一事再次产生兴趣的主要原因。这与医学决策有关。

　　X 医生是医学院教学委员会的一员，教学委员会的一个任务就是优化课程设置，因此他一直在追踪最新的学术动态。最近他读了一篇论文，其中写到医学决策中"头脑谦逊"的重要性，[5] 即有利于最终形成正确诊断和治疗方案，以及如何教会实习医生。头脑谦逊是元认知的一种延伸，而头脑谦逊的人乐于接受自己最初诊断失误的可能性，倾向于从最初的判断转向一个更准确的替代性答案。飞行员、消防员和司机，或许还要加上急诊科医生，这些职业需要对紧急情况和可能存在的致命后果做出快速决策，而大多数医生往往拥有更长的决策时间。在对患者做出初步诊断时，大多数医生会先快速判定一个最有可能的答案，同时在头脑中列出几个其他的可能性。一般来说，这种快速决策对一些常见和明显病症来说已经足够，但在处理一些更复杂的病症时，我们通常会多花些时间反复琢磨。如有必要，还会阅读相关文献或与同事互相讨论，最后做出诊断。当然，虽然最终诊断是要通过后续检查来证实的，但一个良医会先初步判断最有可能的情况，避免让患者承受不必要的检查所带来的不适、危险和经济成本。记忆显然在初步判断最有可能的病因上起重要作用，但如果第一直觉错了，保持头脑谦逊最终会更加重要，我们会因此改变之前的想法，提高做出正确诊断的可能性。相对于"寻求真理"而言，这个过程被称为"追踪真理"。我们大多数人都寻求真理，只有少部分人在某种程度上保持着头脑谦逊，循着真理的足迹摸索前进，虽然这趟旅程有时漫长且艰辛。

在医学课堂上，关于保持头脑谦逊的教学方法有很多，比如提高学生警惕医学决策中出现偏见的意识（涉及性别和种族偏见的案例就是很好的例子），增加学生对思维转变所带来好处的认识，以及灌输学生反对傲慢、偏见、自大的思想，医学教育正在接纳和吸收这些教学方法。但 X 医生想知道的是，什么因素可能导致一个人自然而然地趋于保持头脑谦逊。X 医生是一位被公认优秀的诊断专家，但他谦虚地表示，自己出色的诊断技术与头脑保持高度谦逊有关，他推测保持头脑谦逊的原因可能在于自己记忆力差以及对这一点的认知。

他讲述了一段就读于医学院时的经历。那时临床培训采用的是苏格拉底式教学法（根据学生已有的知识和经验，通过讨论、问答甚至辩论，逐步引导学生自己得出结论的教学方法）。一群实习医生先是由主治医生领着来到新住院的患者床边，随后聚集在教学室或病房外面走廊远处的一个角落里，回顾查房中遇到的所有病例。主治医生会完全进入教学模式，询问这些实习医生的初步诊断结果如何。这时经常会有那么一位记忆力超群的优秀学生开始发表自己的见解，列举种种可能的病因及其医学依据，说得天花乱坠。X 医生对这种人的形容是"一台在一沓索引卡中挑挑拣拣的机器，逐个扫描卡上的诊断结果和具体细节，直到最终找到一张和患者适配的卡片为止"。X 医生认识到他的记忆力没办法做到这样，但他只是感到嫉妒，并没有任何恶意。他会给出一个可能的诊断结果，但除非掌握明显的病症，否则他对自己认为最有可能的答案也会保持质疑态度。

每位实习医生会被分配一名患者，实习医生在主治医生的监督下为患者安排合理的检查。几天后，实习医生重聚在一起，给出最终的诊断结果。但为了追求教学效果最大化，主治医生会先让负责其他患者的实习医生说出自己的最终诊断结果。X医生认识到不能尽信快速诊断的结果，所以会在负责自己病人的间隙，思考其他病例是何状况。正是在医院临床实习期间，X医生注意到，他在最终诊断结果上的平均正确率，尤其是在那些复杂和具有挑战性的病例上，似乎要高于记忆力较好但不愿意改变想法的实习医生。X医生逐渐成了一名优秀的诊断专家——不是第一个或最快给出诊断结果的，但从结果来看往往是最准确的。他将这种有条不紊的决策方式带入内科实习和传染病学博士后研究期间，并一直延续到了行医生涯中。

X医生的自我认知能力和反省意识很强，他也知晓所谓的"叙述谬误"，即一种通过编造故事情节来合理化我们生活的冲动。陷入叙述谬误的人在进行回溯时，会利用虚假或过于简单的理由将一系列事件串联起来。X医生意识到，虽然在他的叙述中，自己记忆力差反而提高了决策水平，这样说让他感到欣慰，但这样的一条故事线可能是叙述谬误的一个典型案例。他的问题很简单：是否存在任何客观证据能够证明他的假想，即记忆力差（他现在将其理解为海马功能低下）与决策水平高之间存在某种联系？决策方面的研究已经成了脑科学中的热点领域之一，我虽然了解相关文献，但我并不能立刻回答，不过我答应他，会考虑这个问题并最终反馈给他答案。

丹尼尔·卡尼曼博士被认为是决策研究领域之父。1974年，他与阿莫斯·特沃斯基密切合作，共同在《科学》杂志上发表了一篇具有重大影响力的论文，名为《不确定性下的判断：启发法和偏见》，决策研究就此诞生，据说也是从这一年突然形成的。[6] 这一研究领域很大程度上结合了经济学，并被证实在经济领域的决策上非常实用，而经济领域的决策有时也被称作"神经经济学"。事实上，决策研究非常有用，2002年卡尼曼被授予了诺贝尔经济学奖，原因是"卡尼曼将心理学研究和经济学研究相结合，特别是不确定性下的判断行为和决策制定的相关研究"。随着决策的重要性逐渐延伸到其他领域，2013年，贝拉克·奥巴马总统授予卡尼曼"总统自由勋章"。

1974年那篇经典论文除了在科学研究方面有所突破，清晰的写作思路也同样出名。两位作者解释道，他们使用"启发法"和"偏见"这两个涉及认知层面的术语，是在和另一种大脑系统——"感知"进行类比。我们都知道视错觉，例如，一条被箭头截断的直线看起来比没有被箭头截断的相同长度的直线要长。另一个例子是纳克方块，一张纸上画有两个错位的正方形，互相用线条连接，由此我们突然产生一种错觉：一张二维画纸上出现了一个三维的方块。卡尼曼和特沃斯基的论文从另一种常见的视错觉出发，这种视错觉多见于艺术家的作品，原理是物体的清晰度会反映出它的感知距离，例如一个物体越模糊，也就看起来离我们越远。初级视觉皮质的任务是快速确定物体的长度、体积和距离，而初级视觉皮质之所以能够做出这些决策，在于对拇指规则（又称经验规则）和计算捷径的利用，这二者即是启发法。在初级视觉皮质中进行的计算过程已经进化到利用启发法的程度，原因在于，一个模糊的物体很可能比我们所想的还要远，但只是可能，而非总是如此。我们通过在视觉皮质中植入启发法，加快了计算速度，而我们也可能因此受到蒙蔽，这就是我们所付出的代价。例如，雾天行车存在危险，这是因为视觉启发法可能使我们上当受骗，误以为所看到的汽车比它的实际位置更远。和其他任何一个把戏一样，视错觉带来的趣味令人愉悦，艺术家莫里茨·科内利斯·埃舍尔对视错觉的运用很出名，但视错觉可能会对我们观察事物的方式带来危险的偏见。

正如存在会加速我们看到的事物的视觉启发法，卡尼曼和特沃斯基假设，我们在面临需要做出认知决策，且该决策需要发挥大脑决策功能的情况下，也存在着认知启发法，即可以加速思考过程的一种精神捷径。例如，陪审团判定被告是否有罪，证券代理人决策投资哪只股票，就类似于医生做出正确诊断。随后，二人研究了部分决策行为中出现的认知启发法案例，发现正如视觉启发法会让我们的视觉出现偏差，产生视错觉一样，认知启发法也会让我们做出非理性的思考和错误的决定，甚至产生认知错觉。

视觉启发法依赖视觉皮质所运用的计算技巧，而认知启发法则依赖记忆。举例说明：5×6等于多少？你的大脑会立刻得出正确答案为 30，但这并不是因为你前额叶皮质中的工作记忆发挥了作用，一步一步慢慢进行枯燥乏味的计算：从 5 加到 10，从 10 加到 15，从 15 加到 20，从 20 加到 25，再从 25 加到 30。相反，这得益于你童年时期的海马，你在小学期间就记住了这些简便计算的答案。现在，你发育成熟的前额叶皮质只需从皮质中存储记忆的部位调出乘法表即可。认知启发法是一条加速决策行为的捷径，而快速回忆并利用乘法表加以运算的能力就是一个例子。我们的大脑进化到了利用认知启发法的程度，原因在于认知启发法可以缩短思考和做出重要决策所用的时间。但从心理学角度来看，该领域几个最有趣的问题之一在于，即使有时候并不追求思考速度，比如在时间充足，并不需要真的依赖认知启发法的情况下，我们还是倾向于利用这一捷径。这种偏好的原因很简单，我们在认知上是存在惰性的。只有在真正需要工作记忆时，我们才会不情愿地去利用它。15×16 等于多少？我几乎能想象，你们为一个没有捷径可走，只能实打实地转动脑筋的问题而感到困扰、唉声叹气。

我们对认知启发法的强烈偏好会让我们产生偏见，进而做出错误的决策。卡尼曼和他的研究团队设计了以下问题并将其纳入后续论文中，请试着回答这个问题："已知一个球拍和一个球共计 1.1 美元，球拍的价格比球高出 1 美元，请问球的价格是多少？"如果你像大多数人一样，回答"10 美分"，那么这是因为这个答案最先出现在你的头脑中，你很自信这个答案是对的。但如果你放慢思绪，运用自己的工作记忆，你就会意识到这个答案不可能正确，这是一个认知错觉。如果 10 美分就是正确答案，那球拍的价格就是 1.1 美元，二者合计 1.2 美元。你的工作记忆会帮助你认识到"5 美分"才是正确答案，这个过程虽然耗时，但结果是可靠的。但在这个过程中，你心中所想的最有趣的恰恰是没说出口的内容。在给出答案之前，许多人会在不同程度上发觉"10 美分"这个答案有点问题。这与 15×16 不同，回答那道题目时你不会试着猜测答案，而是立刻意识到需要运用工作记忆，那为什么回答这道题时，你在意识到不对后还是继续说出了答案呢？对大多数人来说，15×16 是一道数学问题，不存在任何记忆联想，而"球拍和球"的问题却是刻意设计，是用于激发记忆的，它使用的都是我们熟悉的物品、货币单位、数字以及交易方式。这些元素就如同浮油一样被加进这个问题中，迫使大多数人落入认知启发法的陷阱，说出了"10 美分"的答案。

对于那些厌恶数学的人，在你们认为认知启发法的偏见仅限于数学领域的决策行为时，请试着回答以下问题：哪个州的首府建筑更高，是纽约州还是宾夕法尼亚州？大多数人可能会抢答，并给出一个错误的答案：纽约州。有些人即使反应比较迟钝，检索到了纽约州首府是奥尔巴尼，而奥尔巴尼的高层建筑少于宾夕法尼亚州首府费城的相关记忆，这些人的前额叶皮质还是从记忆存储中快速找到了名气更大、更为嘈杂的纽约州作为答案。决策研究领域中出现了一系列类似的问题，统称为"摩西幻觉"，在解释说明摩西幻觉时最常用到的一个问题是："当摩西把动物带上方舟时，每种动物带了几只？"虽然在再三考虑和慢慢思量后，许多人会改变自己的想法，意识到正确答案其实是"零只"，但大多数人还是立刻回答"两只"。将动物成对带上木制方舟的人是挪亚，而非摩西。一个对《旧约》毫无了解、对这些故事没有任何记忆的人，反而不会落入记忆捷径的陷阱中，因为他不得不通过慢慢思索，查询百科全书或谷歌以获取正确答案。当谈到各种不同的决策行为时，似乎乌龟的头脑往往能战胜兔子那匆忙又过度自信的头脑。

决策研究领域驳斥了长期以来，我们对无论大小的认知决策都不能保持纯粹理性的解释。直到 1974 年卡尼曼和特沃斯基这篇论文的出现，人们才开始相信情感会使认知决策出现偏差。我们可以假设，如果可以利用纯粹的认知思维且不带有任何偏见地解决问题，那大家就都能做到理性决策了。这篇论文的变革之处就在于，它揭示了认知启发法是建立在纯粹的认知思维之上的。类比来说，没有人会认为陷入视错觉是由于大脑其他部位所施加的不当影响。正如视错觉的出现是因为视觉皮质在处理视觉信息时方法不得当，认知错觉也是建立在认知思维在进行加工处理时对记忆的依赖，而非情感。我们都有那种极度理性的朋友，但这些人似乎也会做出不理智的荒唐决定。无论认知陷阱是像香蕉皮一样导致有人跌倒显得滑稽或怪诞，还是像饵雷一样带来的后果既不滑稽也不怪诞，认知陷阱都总是更容易在别人而非自己身上观察到，即使我们踩中的陷阱是同一个。这些陷阱不同于指纹或视网膜，每个人都是独一无二的，相反，认知启发法及其引发的偏见是我们共有的心理特征。

因此，卡尼曼是回答 X 医生问题的最佳人选：海马功能低下对决策有多大的影响？我的一个同事与卡尼曼有私交，同意为我们牵线搭桥。卡尼曼邀请我去他位于格林尼治村的家中做客，以回应我的正式提议，那一刻我非常高兴。

卡尼曼的家位于公寓顶层，俯瞰着纽约大学。我端详着窗外的景色，心里涌起一阵美好的回忆，往昔与当下意外地联系在了一起。正是在纽约大学心理学系读本科时，我发表了自己的第一篇论文，内容是关于情感状态是如何让我们对所看到的事物产生偏见的。当然，那时候我就已经知道卡尼曼开拓性的研究了，而几十年后，我站在这里，要与这位大师共同探讨不同种类的偏见。卡尼曼坚持让我称呼他丹尼，他礼貌地邀请我到他的客厅，客厅中一摞摞书从地板堆到天花板。我坐在一个立体主义风格的大沙发上，他坐在我对面一个一模一样的沙发上。我想丹尼的时间一定有限，又或者是因为我有点紧张，所以我直接进入正题，开始解释我此次造访的目的。终于，我停了下来，屏住呼吸，耳边还回荡着自己急不可耐的声音。我担心地问丹尼："我会不会说得太多了？"这是我的又一次元认知体验。丹尼露出一丝温和的笑容，镇定地说道："你来这里就是为了表达观点的，不是吗？"就这样，我们开始了第一场对话，那天我们聊了许多话题，包括决策行为、记忆的影响因素以及改变想法的因素，除了在他的家中，我们也去了附近他喜欢的餐馆。

我逐渐意识到，他的第一反应是让我放松下来，这不是这位备受欢迎的教授安抚过于心急学生的礼貌之举，而是他这个人的风格就是关怀备至、令人安心的，即使在我们产生分歧、互相争辩时也是如此。这位 80 多岁的学者具备牧师一般的品格，终其一生都在探索我们心灵的奥秘。我们谈到了一个心理实验，其中涉及所有关于决策行为的神经学特征。请想象一下，你是一名反恐特警队成员。一天傍晚，持有武器的白人至上主义者在当地一所大学的图书馆内劫持了学生作为人质，你接到命令前往学校参与救援。途中，你坐在飞驰的黑色警车后排，听着轰鸣的警笛声，你的杏仁核同时也在调动海马，你和队伍的其他成员一起快速记忆与行动相关的所有信息，包括图书馆的布局图、进出口以及预估人质数量，最重要的是记住三名恐怖分子嫌疑人中两人的长相。一旦到达目的地，你们的队伍就在图书馆外集合，再次检查携带的武器装备，然后在正门两侧悄悄蹲下等待伏击。随着谈判陷入僵局，人质即将面临危险，长官发出指令：强行破门，向内投掷眩晕弹，随后冲进图书馆。几秒钟内，你需要扫视整个图书馆，对比确认嫌疑人并决定是否开枪，以及射杀的方式。你必须从人质中辨认出恐怖分子，并找到最安全的途径，以保证在解除恐怖分子的武装时不会伤害到人质。你血液中的皮质醇和肾上腺素都在飙升，你有多年的练习和相关经验，因此在杏仁核高度兴奋的情况下控制自我并不难，难点在于决策。如果做出了错误决定，你误杀了一名人质，尽管你并没有做错什么，正式调查的结果也证明你无罪，但你还是会感到悔恨万分。

　　一名恐怖分子和他的照片对应上了。他拒绝放下对准你们队伍的步枪，因此你决定开枪。图书馆内一扇门旁站着你认定的另一名恐怖分子，但这个人比照片上多出了一把大胡子。这次你犹豫了，感到有些不确定，但你的头脑足够灵活，认出他本人和嫌疑人面部照片一致，并发现了他身旁的门正是图书馆的出口，他必须在此站岗放哨。你的大脑快速认定了这两个事实，确定自己已经找出第二名恐怖分子。在他拒绝听从警告放下武器时，你开枪了。你知道还剩下一名恐怖分子，但这个人是谁你一点把握也没有，只好做出猜测：这名恐怖分子应该是男人而非女人，应该是白人而非有色人种。你也知道白人至上主义者一般会剃光头，穿一身黑色皮质衣服。你扫视着人群中的每一个人，大脑快速判断着各种可能性，直到你判断出最后那名恐怖分子位于图书馆的后方，正在将手伸进皮夹克中，你认为他会掏出一把手枪，于是你开枪了，但事实证明你错了，你误杀了一名无辜的大学生。

那每一个开枪射杀的决定都来源于前额叶皮质的决策功能，当你的自信心超过阈值后，前额叶皮质就会准许你的决定。你对恐怖分子照片的记忆足够深刻，因此第一个决定并不涉及前额叶皮质。第二个决定则需要经过更多考虑，或者说需要前额叶皮质发挥更大作用，以此斟酌两个不太确定的观察结果。你认为你通过照片认出了嫌疑人，但因为他长了胡子，你又不能完全确定。而你的前额叶皮质可以做到在头脑中旋转图书馆的地图，因此推断这名嫌疑人可能是在站岗放哨。每一次观察本身可能并不会让自信心达到阈值，进而触发后续反应，但这些观察共同发挥作用的时候就可以。

那是什么因素导致你的前额叶皮质做出了错误的判断，引发了这场误认恐怖分子的悲剧呢？主要因素是一种被称为"联想偏好"的认知启发法。你没有见过最后这名恐怖分子的照片，没有关于这个人的任何实质记忆，然而多年来你已经形成关于白人至上主义者外貌的记忆联想定式。在被迫做出决定，又没有确切了解的情况下，你的前额叶皮质就会运用这套记忆联想定式，从而产生偏见。一般会利用这种特殊的认知启发法的是广告商。在购买商品时，我们潜意识中会受商品所属公司的影响。如果你精通 Photoshop（图像处理软件）技术，你可以下载同一款车的两张照片，在其中一张添加一条拉布拉多寻回犬的图像，再将这两张照片发给你的朋友，让他们快速选出更喜欢的那辆车。由于之前人们已经建立起关于可爱的拉布拉多寻回犬的记忆联想定式，在这种偏见的影响下，几乎所有的爱狗人士都会选择照片中有狗的那辆车。

你可能会回忆起，心理学家最初在描述这种依赖海马而形成的意识记忆时，称其为外显记忆。这些记忆确实呈外显性，因为我们通常能意识到它的记忆联想定式。例如，如果我让你回忆一位童年玩伴，你能明确地、有意识地想起他的名字、性格特征和你们初遇的时间和地点。联想偏好则是"内隐记忆"的一个例子，因为你会下意识地在两者之间建立记忆联想，比如在汽车和拉布拉多寻回犬之间。广告商利用的正是内隐记忆的潜意识这个特点，因为消费者意识不到这些联想，所以不太可能克服这种偏好。

内隐记忆也可以通过其他方式迫使你做出决定，其中有个著名的例子。想象一下我对你说，"当你看到'SO_P'时，说出你所想到的第一个单词"。如果我在此之前曾暗中提到任何食物，那这份隐形植入、在你意识之外的记忆就会提高你说出"SOUP"（汤）这个单词的可能性。同样，如果我提到的是清洁，那你的前额叶皮质就更可能联想到"SOAP"（肥皂）。这种"事先记忆"可能很明显，但"球拍和球"的问题就是故意设计出来使你给出错误答案的，其原因在于它利用熟悉的事物激发了你的内隐记忆。

心理学上这种外显记忆和内隐记忆的二分法也与记忆的传统神经学定义相一致。在神经学上，外显记忆的神经学定义是依赖海马而形成的记忆。相比之下，内隐记忆的神经学定义是完全独立于海马及其功能而形成的记忆。根据这一观点，作为一名反恐特警队成员，你最初的两个正确决定是基于依赖海马的外显记忆而做出的，因此前额叶皮质相对容易进行判断。然而，正如1974年丹尼那篇影响深远的论文题目所指出的，决策领域的研究者对"不确定性情况下的判断"更感兴趣。原因在于，正是在不确定的情况下，认知启发法才更可能让我们做出误判，导致人"跌倒"，主要体现在独立于海马而存在的内隐记忆上。直到2012年，另一项决策研究表明事实并非如此，并快速获得学界的认可，此前的普遍假设才被推翻。[7]

这项研究利用功能性磁共振成像，获取了联想偏好认知启发法的解剖生物学路径信息，而它也被发表在《科学》杂志上，即丹尼首次引入认知启发法所带来心理学影响的那本权威期刊。这项研究不仅证实了联想偏好与海马有关，还发现海马实际上驱动了内隐记忆联想定式的形成。实验对象的海马活性越高，就越有可能受联想偏好认知启发法的影响而产生偏见；实验对象的海马活性越低，就越不容易过早地做出决定。后续研究证实，这一发现让我们对海马与联想偏好的理解发生了重大转变。显而易见，外显记忆和内隐记忆都可能依赖海马的存在。我们现在明白，海马功能驱动着许多种认知启发法（哪怕不是全部），这些认知启发法又会协助前额叶皮质进行判断。[8] 通常情况下这是有利的，比如在购车时，记住你平时行车途中的地形和天气条件会有所帮助。不过，海马也可能会设下我们意识不到的认知陷阱，进而让我们产生偏见，做出错误的决定，比如你因为无意识地将广告中可爱的狗与汽车联系在一起而买下了这辆车。

2012 年的研究结果表明，像 X 医生这样海马功能低下的人可能不太容易落入认知陷阱，这项研究的作者和丹尼都是这样认为的。考虑到这一点，我问丹尼，一个与 X 医生有相同海马特征的人，即对自己的记忆力感到不自信的人，在一般情况下是否可能更倾向于改变想法，从错误的决定转变为正确的决定。想想那个反恐特警队的例子，海马功能让你做出了前两次正确决定，但也正是因为海马，你在第三次时做出了误判，导致了最后的悲剧性结果。

自信是决策行为的核心，丹尼对此表示认同。决策领域在描述我们反复思考做出决定，并在行动前确认对该决定有多大信心的过程时，使用的术语叫作"认知反思"。丹尼解释道，对这种元认知类型的全面研究是一项重要探索，也是他研究领域中的一个活跃方向，但是否有充足的时间不一定是一个关键问题。即使是头脑敏捷的人也会犹豫和自我反思，并在匆忙之中改变主意。认知反思一直被用来解释为什么擅长分析和数学的人更容易在"球拍和球"的问题上给出正确答案。原因在于，认知反思的基础是前额叶皮质功能的高度发达，完全不受海马任何裨益或偏见的影响。一些人的数学思维非常发达，他们的头脑就好比袖珍计算器。对这些人来说，判断"$15 \times 16=245$"为错误答案几乎就跟判断"$5 \times 6=40$"为错误答案一样简单，而且他们并不需要依赖以记忆为基础的认知启发法。对这些人来说，无论"球拍和球"的问题多么巧妙地诱使他们陷入内隐记忆的圈套，分析型思维都能提醒他们"10美分"是错误答案。认知启发法可能会使我们受蒙蔽，认为自己最初的决定是正确的，但前额叶皮质功能强大的人更容易意识到其中的问题，并克制最初的冲动。X医生的反思型头脑，无论是敏捷还是迟钝，都与前额叶皮质功能的高度发达紧密相关，与海马功能的低下相关性较小，在回顾他的这个认知特征时，丹尼似乎认为这是合理的。

但由于X医生不在场，我认为有必要提一提他的假设，即正是海马功能的低下提升了他的决策水平。我想知道，"球拍和球"这类非常依赖计算能力的问题是否不公平，倾向性太强。在决策领域的研究者所用到的手段中，摩西幻觉的各个变体似乎与X医生在医学领域的决策更为接近，这二者对记忆力的依赖性必然更强。在我找到的关于摩西幻觉的文献中，都将患有阅读障碍的实验对象排除在外。我推测，这可能是因为阅读障碍患者往往怀疑自己的阅读能力，从而不太容易相信第一次读到的内容。换句话说，这些人的"阅读谦逊"程度更高，即在阅读上表现得更为谦逊，更可能会重读一遍。在这种情况下，即使他们一开始落入了认知启发法的陷阱，他们也更有可能改变想法。为了进一步说明我的观点，我又回到丹尼最初在1974年发表的那篇论文，他是从视错觉开始讲起的。如果我不戴眼镜去看视错觉图像，那么我看到的所有事物都是模糊的，我可能就更不容易依赖视觉皮质，进而陷入认知启发法的误区。我的"视觉谦逊"程度越高，就越不容易得出物体越模糊离我们就越远的结论。因此我认为，与那些对自己海马功能高度发达感到自信的人相比，像X医生这样抱有怀疑态度的人更倾向于反思最初做出的决定，头脑更为谦逊，在追踪真理的过程中也表现得更为谨慎。

尽管丹尼对此很感兴趣，但还是指出，大多数决策领域的研究发现，前额叶皮质的分析功能越发达，决策水平也就越高。对此常见的解释是，大脑中决策机制的分析功能强大与否，是我们反思自身决策水平能力的最主要因素。但我也指出，在2012年《科学》杂志上那篇里程碑式的论文发表之前，大部分研究都完全忽视了海马以及记忆力在反思过程中的作用。[9] 由于内隐记忆对不确定情况下的决策行为有重大影响，且我们无法意识到内隐记忆，因此内隐记忆被认为与自我反思无关。现在我们知道，海马功能越强大，无论是促进外显记忆还是内隐记忆的形成，都让我们越容易落入认知启发法的陷阱，因此在今后研究中涵盖海马功能水平的测试变得尤为重要。X医生感兴趣的问题，只有通过同时测试前额叶皮质和海马功能的研究才能找到答案：海马功能低下的人是否更善于做出决策？丹尼反思强调，对决策行为的自我反思正是决策领域未来研究方向。

X 医生独有的认知特征，即前额叶皮质格外出众，海马功能却非常低下，完美地修正了他的医学决策。许多研究表明，对前额叶皮质的测试与决策水平更高有关，因此丹尼认为，X 医生高度发达的前额叶皮质占据主导地位。但仅因为测定决策行为中海马功能的相关研究缺失，并不意味着海马不发挥任何作用。

我和丹尼顺利结束对话后，又讨论了"头脑谦逊"这个概念。认知特征，尤其是相对的缺陷，可以缓和过度自信或傲慢自大，这些性格特征无疑是不利于我们寻求或追踪真相的，丹尼对此表示同意。不过，他对使用"谦逊"这个词来描述那些倾向于改变想法的人持反对意见。他声称，没有比必要时改变想法更能令他快乐的事了，我承认我也是如此。我们都认为，既然在合情合理的情况下改变想法让我们感到愉悦，那么为它贴上"谦逊"这种听上去自命清高的标签则可能会使它变成虚伪的恭维。比起充满道德标榜意味的"谦逊"，"质疑"一词可能更加合适。无论精准敏捷的决策行为是否得益于怀疑的态度，一颗保持质疑的头脑对获取终极真理无疑都是有所帮助的。

谈话进行到此刻，我已经放松不少，我认为我们可能都因为各自的专业领域而产生了偏见。丹尼和他早期最亲密的许多同事都是数学专业出身的，因此我想他可能倾向于认为前额叶皮质及其分析能力在决策行为中更为重要。相反，出于对海马的聚焦，我倾向于视海马为主要因素。丹尼性格镇定沉着，并没有上当。

• • •

像之前承诺的一样，在这场寻求真理之旅结束时，我又找到 X 医生，一边喝着咖啡，一边将我所了解到的简述给他听，其中包括丹尼认为正是 X 医生高度发达的前额叶皮质在提高决策水平方面发挥了主要作用。关于结论，我补充道，由于没有设计合理的研究，因此在实证研究上 X 医生的假设（海马功能低下与决策水平更高有关）是否正确仍是未知的。但这个对他来说似乎简单又直接的问题当下正处于该领域的前沿，他应该对此感到欣慰。

当我提到我和丹尼都认为"头脑谦逊"这个词可能不应该放在这里使用，"头脑质疑"这个词更加合适时，X 医生表示不赞成。他发起了关于利他主义的讨论，观点是，人类可能会从慈善行为中获得快乐，但这不一定就是自我标榜。X 医生认为，无论一种无私行为会带来哪些附加作用，这种行为本身才是重要的，是行为本身让行为者变得高尚，他认为"头脑谦逊"也是如此。我无法否认这一点。

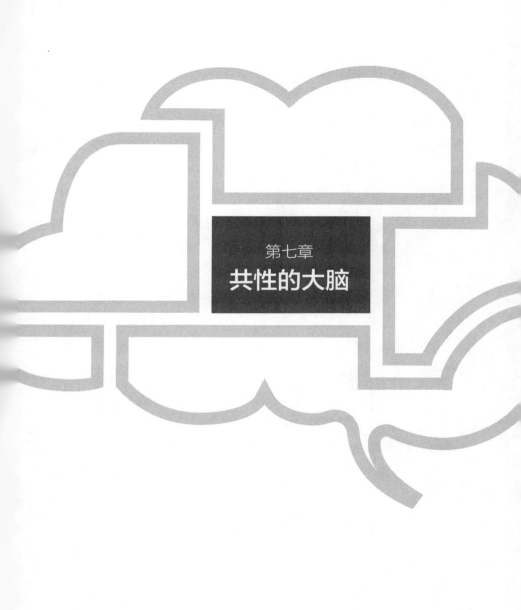

第七章

共性的大脑

一天下午，在走出候诊室的路上，我向琼做了自我介绍。琼是一位 84 岁的退休教师，家住俄亥俄州，她的女儿为她预约了这次痴呆诊疗。琼独自坐在一张堆满了马尼拉文件夹的空椅子旁，神色镇静，用一种柔和、沉稳的语气介绍了自己。

　　起初，我担心琼是独自一人前来就诊的。作为阿尔茨海默病及相关疾病的专家，我们通常会为患者当面提供两三种意见，因此医务人员需要在假设患者可能患有痴呆的情况下安排就诊，并询问患者是否有家人或亲密朋友陪同前来。如果病症已经扩散到海马之外，进入皮质中存储记忆的部位，我们一般需要患者的陪同人员来填补患者缺失的记忆，包括发病前的认知能力、发病早期的认知症状和独立生活的能力。患者可能还需要一定的帮助才能找到这个位于曼哈顿上城区外围的医疗中心，或者在迷宫般复杂的建筑群中找到纽约神经科学研究所，也就是我们诊所所在的大楼。在患者就诊的前一天，医务人员会提前给患者及其陪同人员打电话，再次告知如何找到我们诊所所在的位置，并提醒他们带好所有相关的医疗检测结果。

我礼貌地询问琼是否独自前来就诊，她回答说是女儿芭芭拉陪她来的。她一边说一边指向前台，表示芭芭拉就是那个正在与我的员工进行热烈讨论的人，话题是关于如何改进我们医院的停车条件。员工后来告诉我，芭芭拉先发制人，在就诊前两天就打来电话，似乎是想提醒我们就诊一事，并表示不需要导航方面的建议。她已经提前打印出记忆障碍中心建筑群的地图以及神经科学研究所的逐层示意图。

我慢慢了解到，芭芭拉是曼哈顿一家金融公司的分析师，组织才能出众，因此不仅对患者的病史了解深入全面，也是父母梦想拥有的那种女儿。芭芭拉在俄亥俄州代顿市长大，母亲琼在代顿的一所小学担任老师，深受学生爱戴，直到 60 岁时才退休，此后不久丈夫就去世了。在芭芭拉和她的弟弟搬出去住后，琼依然坚持住在自己的大房子中，那时候她的状况还很好，不需要子女的帮助。但琼 78 岁那年，芭芭拉和她的弟弟回家过感恩节时发现，琼出现了一些微妙的变化，芭芭拉现在回想起来，母亲的认知功能衰退就是从那时开始的，而当时她却对此一无所知。在烹饪火鸡这道家喻户晓的菜肴时，琼忘记购买制作填料的关键材料板栗，厨房桌子上零零散散地放了一堆未支付的账单，这对讲究整洁的琼来说是很反常的。但她的孩子并没有把琼的这些疏忽放在心上，认为这只是因为琼把注意力放在了节日准备上，对全家团圆感到兴奋——这个大家庭现在又多了芭芭拉和她弟弟的配偶和子女。

但琼认知功能衰退的症状开始逐渐增多。芭芭拉每周会和母亲聊两次天，她发现母亲出现了记忆紊乱，这让她担忧不已。琼忘记了自己前一天刚参加过的每周一次的"闺密聚餐"，也忘记了自己的一个外孙女即将高中毕业。有一个周日，同一教区的朋友给芭芭拉打电话，告诉她琼在驱车前往教堂的路上迷路了，而琼多年来一直在这个教堂做礼拜。

芭芭拉立刻乘飞机回到家中，安排琼去初级保健医生处接受诊疗，医生让琼做了几种血液测试，后来接手的一位当地神经科医生又让琼做了磁共振成像。琼被诊断为"轻度认知损害"，并开始服用治疗阿尔茨海默病的药物。服药后琼的认知还在衰退，没有出现任何明显好转，于是芭芭拉又带着母亲乘飞机来到纽约，在我们医疗中心预约了诊疗。一开始我在琼身旁那张椅子上看到的那一沓文件夹中，装的不仅有琼近期医疗测试的复印件，还有几十年来琼的各种诊断结果的复印件，分别来自琼的初级保健医生、妇科医生和一位为琼治疗过踝关节扭伤的矫形外科医生。从我们的角度来说，这些诊断结果越完备越好，而芭芭拉将所有诊断结果的复印件都放在了曼哈顿的家中，每年都整理得井井有条，因此很容易带来给我们看。

此前医生开具的血液测试都是适合琼的，且结果都没有问题，磁共振成像结果的图像质量也很高。从放大的图像来看，琼没有明显的中风、出血、肿瘤或其他结构性损伤的状况。从颅内两个海马的特写图来看，琼的两个海马比我预想的要小，这是阿尔茨海默病可能出现的症状，但并不能因此确诊，而诊室内的认知评估则从解剖学角度表明海马就是琼的主要病因。若想完成痴呆评估，唯一欠缺的只有神经心理学测试，因此我们为琼安排好了测试，就定在她在纽约的这段时间。

神经心理学测试证实，琼的主要问题出现在海马。此外，不同于第一章中提到的卡尔，琼的海马功能受损严重。测试还发现了一些更不易察觉的问题，琼存储旧有记忆的皮质中枢出现了功能障碍，病症已经开始在海马之外扩散。

在琼这个案例中，通过足以说明问题的病史和明确的测试结果，神经科实习医生或我指导的医学生都能直接给出诊断结果：琼患有阿尔茨海默病。可能在阅读本书后，书前的你们也可以做出判断。在诊断更复杂的病例或判定更罕见认知功能衰退的病因时，以及在不久的将来，服用新一代阿尔茨海默病药物前需要先对哪种药物最适用于患者有更细致的理解时，我们医疗中心的专长会派上更大用场。

我对芭芭拉和琼说了许多，建议在琼的治疗方案上稍作改动，并告诉她们，除非病情骤然变化，不然没有必要让琼回纽约找我就诊。我很乐意与琼家那边的神经科医生远程合作，一起负责她的护理工作。在琼就诊的这一个小时中，我大多数时间充当的是富有同情心的教育者角色，而非一名负责诊断和开药的医生。我向她们解释道，虽然诊断存在不确定性，但由于琼所有的症状都与阿尔茨海默病很吻合，因此我现在并不建议琼再去做任何侵入性测试。另外，失忆导致的种种疏忽并不是琼的问题。原本自责的琼在听到这番话后松了一口气。我坦率地说明了现有药物的副作用，虽然这批药物首次用于患者的临床治疗，其药效最多达到平均水平，但我们还是考虑让患者服用，一是因为这批药物大体上是安全无害的，二是因为其药效在部分患者身上较为显著。如果在琼身上出现了任何副作用，即使是像做噩梦这种轻微症状，我也会考虑让琼停止服药。我这样说并不是在激发虚假的乐观情绪，同时我也意识到芭芭拉对这方面的医学研究格外感兴趣，因此我解释了我们最终如何理解阿尔茨海默病的根本病因，以及在与医药行业合作的情况下，我们是如何对下一代真正有重要影响的药物保持合理的乐观的。

琼一直是一位体贴的母亲，她问道，阿尔茨海默病对她的孩子和孙辈来说可能意味着什么。这种疾病一般出现在老年人身上，我们治疗的大多数患者都是做父母或祖父母的，因此琼提出的这个问题是最常被问到的几个问题之一。然而，这个问题有时需要花费大量的时间才能给出答案。致人患病的决定性基因不同于影响患病概率的概率性基因。天平可以用来解释这二者之间的区别。决定性基因中包含的突变片段，足以使你小心维持平衡的健康天平出现病理性倾斜。而存在风险的基因对这架天平的影响则微乎其微，这些基因本身未必会让你患病，但如果再加上其他存在风险的基因或因素，比如导致肥胖、心脏病和糖尿病的一些条件，那这些砝码放在一起，就会使天平失去平衡。我解释了基因上的差别是如何引发两种不同的阿尔茨海默病变体的。第一种变体是单个决定性基因突变引发的，极其罕见，在所有阿尔茨海默病病例中仅占大约 1%。这种类型的阿尔茨海默病一般出现在 30~60 岁的人身上，因此通常被称为早发性阿尔茨海默病。第二种变体是迟发性阿尔茨海默病，这种类型更加常见，一般出现在 60 岁以上的人群身上，有时人们因其病理的复杂性，仍然沿用较为过时的说法，称其为散发性阿尔茨海默病。家族遗传会对迟发性阿尔茨海默病产生重要影响，但这种影响只限于患病的风险或概率。鉴于琼的年纪，以及没有明确的家族样本表示琼从其父母任何一方遗传了决定性基因，因此我告诉芭芭拉和琼，几乎可以肯定琼患上的是迟发性阿尔茨海默病。即使她的孩子遗传了其中一种概率性基因，也只是存在风险的基因，因此琼不用担心在不知不觉中就把阿尔茨海默病"传染"给自己的后代。

最后，我们又聊了许多，主要关于目前情况下最有效的干预措施并非药物治疗，而是社会心理的改变。阿尔茨海默病早期出现的病理性遗忘本身无害，但如果患者在寒冷的冬夜把自己锁在门外，忘记服药或对个人财务管理不善可能就是有害的。"社会心理的改变"一词，意味着患者在生活中做出改变，免于遭受病理性遗忘的潜在危险后果。在病情的最初阶段，改变可以像记忆提示一样细致入微，比如将患者一周的服药量按天分配好，放在药箱中，或让性格体贴的家人帮助患者打理账单或财务状况。病情恶化后，可以聘请医护助理在家中照顾患者。最终，家人需要决定是否让患者从家中搬出来，送入辅助生活社区，理想情况下，所有家庭成员都需要参与，因为做出决定的过程是痛苦的。

• • •

尽管琼不再需要见我，但芭芭拉还是会每半年给我打一次电话，几乎一天不差，每次都会讲一些琼的病情进展，每年圣诞节时还会给我寄一张卡片，随附一张全家福，照片上环绕在琼身边的家人越来越多。如我所料，和其他阿尔茨海默病患者一样，琼的认知功能衰退还在继续恶化，就像一台节拍器一样嘀嗒作响。在电话中，芭芭拉总是表现得礼貌客气，在描述琼的病情进展时也保持着冷静、几乎公事公办的语气——从琼开始忘记日常服药，因此同意医护助理每天上门照料，到后来琼时常迷路，不情愿地放弃自驾。在我做出诊断几年后，琼终于默许了她曾声称自己永远不会做的事。那年复活节，在琼家人的环绕下，她意识到是时候卖掉房子、搬进附近一家辅助生活公寓了，这间房子是她和孩子的家，所有的共同回忆都在这里。

七年后，芭芭拉再次预约了我的当面诊疗。我担心琼是不是出现了最坏的情况，这种担忧在我发现芭芭拉独自一人坐在我的候诊室且神情沉重时达到了顶峰。当我听到琼在社区中过得很好，参加了许多活动，尽管比以往反应迟钝，但仍保持着积极乐观时，我松了一口气。尽管如此，芭芭拉还是很慌乱。在最后几次看望琼时，孩子们发现琼开始想不起芭芭拉的名字了。很明显，芭芭拉这次来找我，并不是因为她是母亲的模范监护人，而是她想寻求安慰。阿尔茨海默病有时对家属造成的伤害比对患者本人更大，因此安抚工作也是阿尔茨海默病医生的工作重心。在我们多年的交流中，芭芭拉的声音第一次出现了颤抖。她想明白——事实上这个问题也需要得到解释——一位母亲怎么会忘记自己第一个孩子的名字，这个孩子与她的关系更近乎朋友而非母女，而时间一到，这个孩子又转变了角色，成为母亲的守护者。此前，芭芭拉管理式的思维让她能够专注于琼，并高效处理她的病情：如何给出最佳诊断方式和治疗方案，以及在琼人生中最近也可能是最后一个阶段如何提供最好的照料。此前，琼对芭芭拉的依赖也只是让她们母女之间的联系变得更加紧密。而现在，芭芭拉开始第一次考虑她的个人需求。正如琼忘记了芭芭拉名字所预示的，想到可能失去与母亲之间的相互关怀，芭芭拉表示非常痛苦。

我问了芭芭拉许多策略性问题，我确定自己在她回答前就知道答案。琼是否忘记了关于芭芭拉的其他细节？是的，比如偶尔需要有人提醒琼，芭芭拉已经不住在代顿了，琼也想不起来芭芭拉在纽约的一些生活细节了。琼究竟能不能认出芭芭拉？能，当芭芭拉走进房间时，琼会立刻抬起头来和她打招呼，眼睛闪闪发亮，露出温暖又灿烂的笑容。芭芭拉凭借直觉，知道我接下来要说什么，但她坚持道，尽管如此，琼忘记了自己的名字这件事还是不同寻常的，而且是非常能说明问题且伤人的。

我粗略地解释了海马是如何协助我们塑造所认识的人的记忆的，以及这些记忆中的元素是如何通过大脑网络交织在一起，为我们最在意的人创造出一幅记忆挂毯的，挂毯上面的事实和情感细节都格外丰富，哪怕单个元素节点出现故障，作为一个整体依然可以被重新激活。通过芭芭拉告诉我的答案，我可以合理推测，尽管琼对女儿的记忆因患病出现了磨损，但记忆网络还是完整的，琼依然能认出女儿，并且肯定还在关心着女儿。

这个解释减轻了芭芭拉内心最深处的恐惧，至少暂时减轻了，并给了她一点安慰。但这背后的潜台词却是，随着记忆网络崩溃得越来越严重，在达到一定程度后，忘记一个人的名字也就意味着整体网络的故障失灵，会有那么一刻，她母亲再也认不出自己的女儿，再也不会关心她了。我同意芭芭拉的观点，即阿尔茨海默病最残忍的后果之一就是，家属对患者的关心与日俱增，但患者却逐渐丧失了对其家属的关心。许多疾病都很可怕，但这种对人类之间正常相互关心的残忍颠覆，使得阿尔茨海默病等失智类疾病有别于其他种类。

· · ·

从计算角度来看，在我们为认识的人所建立的记忆网络中，许多元素是同等重要的，但对大多数人和我们在意的人来说，芭芭拉是对的：忘记一个人的名字是格外让人难过的。对于我在第一章中提到的患者卡尔来说，即便他可以认出新客户的面容，记起他们相遇的地点，或列出他人的职业或家庭情况，忘记他人名字的尴尬也不会有所减轻。忘记一个人的名字比忘记其他细节都要严重，这意味着你压根不在乎这个人。戴尔·卡耐基将这个心理学真相写入了《人性的弱点：如何赢得朋友并影响他人》一书，这是有史以来最畅销的自助类书籍之一。记住他人的名字是卡耐基在人生这场博弈中取得成功的基本法则之一。通过强迫自己记住刚认识的人的名字，我们传达了这样一个信号：这是因为我们足够关心你。虽然有时这是假的。

那些没有明确来世观念的宗教认为，通过光荣事迹维系世人对一个人名字的记忆尤为重要。对古希腊人来说，这种形式的共性记忆被称为荣耀或不朽的名声。虽然我不再信奉出生时所属的宗教，但我知道犹太教很重视对名字的记忆。以色列耶路撒冷大屠杀纪念馆，原名为亚德瓦希姆大屠杀纪念馆。亚德瓦希姆一词出自《圣经》，在希伯来语中的意思是"有纪念，有名号"。上帝下令在圣殿墙内建立一座亚德瓦希姆——本质是一座刻有许多名字的纪念碑，以此纪念那些没有子嗣的追随者，这样一来，尽管没有生育后代，这些追随者也仍然存在，永远被世人铭记。对名字的记忆在犹太教的文化中非常重要，也渗入了其宗教语言中。作为公平正义的代表，拉比[1]被禁止说诅咒语言，但根据我在犹太学校的经历，有一句常用的诅咒语言例外：让该名字被抹杀（*yemach shmo*）。虽然发音是一个长长的喉音，但这个词组实际来源于一串词语，同样出自《圣经》：抹去此人的名字（*ye ma-chek she-mo*），这也是上帝对敌人所能施加的最可怕的诅咒。忘记一个人的名字就是从公共记忆中抹去他的痕迹，这显然是最为悲惨的命运。

对他人名字的记忆是表达尊重的终极形式，而遗忘则是一种情感上的忽视，这对大多数人来说是如此，在许多文化中也

---

[1] 指受过正规宗教教育，因熟悉《圣经》和口传律法而担任犹太教会众精神领袖或宗教导师的人。——译者注

是如此。不在意一个人才会忘记这个人的名字，即使只是在潜意识的情况下，这才是芭芭拉在发现母亲忘记了她的名字后感到如此悲伤的原因。而对我们这些拥有健康大脑的人来说，对他人的在意程度确实会影响我们对其名字记忆的牢固程度。

关怀他人是伦理行为的核心。伦理学家有时会根据我们与所关心之人的亲密程度，对伦理和道德加以对比区分。[1] 据此观点，道德是一种固定的普遍行为规范，这种行为规范适用于我们与任何人的相处，其中包括不知晓名字和面容的陌生人。而伦理则是我们对所知悉的家人、朋友和群体的情感和行为。道德对记忆的依赖度较低，尽管不清楚原因，但我们相信普遍行为规范是与生俱来的。相反，伦理在很大程度上依赖自身构建的记忆系统，而记忆系统又依赖海马。我们需要海马与杏仁核和大脑皮质合作，共同构建亲密关系的网络：先将一个人的面容与名字等细节关联起来，再注入我们对这个人的感情色彩。

回想一下亨利·莫莱森这位在谈到所有与海马相关的问题时都会被提及的患者，亨利·莫莱森的两个海马都被切除了，但他依然保有道德行为，即使没有，海马切除手术也不是道德行为丧失的理由。然而，他被指责伦理行为缺失。虽然他一直表现得彬彬有礼，但他似乎一点也不关心照顾了他几十年的医生。他都懒得记住这位医生的名字，也从未问过医生的个人健康或工作情况。海马的切除不仅剥夺了他有意识地形成新记忆的能力，更剥夺了他构建新伦理关系的能力。

• • •

关怀依赖记忆，而关怀又是伦理的核心，这两条朴素的真理证实了对记忆伦理学的哲学思考是合理的。从伦理角度来看，遗忘有好处吗？大多数哲学家关注的是宽恕的好处。大多数心理学家和社会学家认为，无论是原谅家人、朋友，还是原谅一个群体，宽恕都需要在一定程度上释怀满心怨恨、耻辱和痛苦。[2]"释怀"是众多日常用语中另一个在神经学领域中代表遗忘的词语，解释为大脑的情感遗忘，即让带有委屈和痛苦情绪的记忆片段变得模糊。

对埃里克·坎德尔来说，模糊的记忆不仅是一个"为宽恕而遗忘"的比喻。1929 年，埃里克出生于一个被同化的奥地利犹太家庭，他的父亲在维也纳开了一家玩具店，埃里克就在店铺楼上的一间小公寓中长大。1938 年 3 月，纳粹德国侵占了奥地利，在"水晶之夜"事件（纳粹劫掠犹太人商铺的准军事骚乱事件，因事件中破碎的玻璃而得名）的八个月后，埃里克和家人移居美国纽约布鲁克林区。埃里克后来成了一名神经学家和杰出的记忆领域研究人员，并在 2000 年获得了诺贝尔生理学或医学奖。随后，维也纳市长提议，希望维也纳能作为埃里克的故乡间接分享他的荣耀，起初该提议被埃里克拒绝了。虽然埃里克一开始无心给予宽恕，但市长还是坚持与他进行了一系列正式的谈话。在埃里克的请求之下，市长同意实施许多行动计划，用以修复埃里克的心理创伤，这也让埃里克走上了宽恕之路。尽管埃里克从未忘记战争中遭受的暴行，但他最终原谅了这个曾犯有罪行的国家，这份原谅也让他在2008年接受了"荣誉市民"称号。向曾犯有罪行的国家给予宽恕，虽然这种伦理标准在哲学上存在争议，但我认为是合理的。

埃里克今年91岁，仍在负责哥伦比亚大学中规模最大、产出最多的几个实验室之一，这证实了不是所有人的记忆力都会骤降。长期以来，埃里克也是我敬爱的学术导师。埃里克同意跟我聊聊他与维也纳之间关系的变化，与世界领先的记忆领域专家讨论"为宽恕而遗忘"这件事很吸引我。维也纳曾经残忍地迫使埃里克在幼年就背井离乡，还剥夺了他家庭的尊严和生计，但如今，埃里克不仅是维也纳的荣誉市民，还积极参与到维也纳的学术和文化事务中。

为了达到这种程度的宽恕，有必要在两大遗忘机制的指导下实施多个行动计划。第一个行动计划是在维也纳每年开展一次专题研讨会，主题是奥地利对纳粹德国的回应。设立研讨会的目的在于纪念事实真相，同时促成与历史的和解，二者都需要在情感上有所释怀。在公众对话中，受害者会了解纳粹作恶的畸形逻辑和扭曲动机，更重要的是，犯下罪行的人会了解受害者所遭受的痛苦。开展研讨会的一个目的在于永远铭记犯有过错的历史，但公开揭露残酷真相的另一个目的在于和解，即集体重塑国家的公共意识，在其中嵌入对这段历史的记忆，并在社会层面给予赦免。创伤的修复过程需要情感遗忘。共性记忆是个体记忆的集合体，而共性记忆需要变通。正如我们所看到的，如果个体记忆的变通需要主动遗忘，那么共性记忆也需要主动遗忘。赦免（amnesty）一词来源于希腊语（*amnestia*），被定义为遗忘的一种。

维也纳的第二个行动计划对遗忘机制的利用更为直接。我们的大脑明白，不是所有存储的内容都有被记忆的价值，另外，忘记这个暂时编码构建出的世界的细枝末节，对个人的精神健康，在这个案例中是对国家的理智健全，都是有好处的。埃里克知道，维也纳有一条街道是以前任市长的名字命名的，以此纪念这位邪恶的反犹分子，阿道夫·希特勒曾在《我的奋斗》一书中表扬过此人。在埃里克的请求下，2012年这条街道被重新命名。让该名字被抹杀！应注意的是，抹去一条街道的名字并不意味着从史书中抹去一个人的名字，这个人本应被钉在耻辱柱上，因为他不只是一个平平无奇的极端偏见者，他卑劣的种族主义还为史上最大的犯罪活动之一起到了推波助澜的作用。

• • •

从伦理角度来看，在记忆与遗忘之间达成合理平衡还有另外一个不太明显的好处。如果关心他人需要记忆，那我们应该考虑过多记忆造成的伦理后果：我们可能会因此导致过度关心。

尊敬你的父母。爱邻如爱己，或者更准确的说法是爱友如爱己。宣誓效忠于国旗。这些命令代表我们的伦理关系是一个个向外延展的同心圆，各自亲密程度不同——从家庭到朋友邻居，再到国家。在这些例子中，我们对国家的关心，即爱国主义，在维系事实与情感时最依赖记忆系统，而记忆系统又依赖海马。相比对家人和朋友的关心，对国家的关心更多是后天形成的且更加抽象，因此对后天学习和记忆的依赖度更高。说出"我愿意一死来救我的孩子"或"我愿意为朋友挡子弹"这种话可能是出自本能。但为了国家而牺牲呢？要做到这一点，哪怕不是这么极端的爱国主义行为，我们都不仅要有意识地记住共有的地理环境和历史变迁，还要铭记国家过去的荣耀和痛苦。

让我们看看年仅 14 岁的克拉拉的例子。她的父母和医生挤在她的病床前，她反复哭喊着"我要回家"。克拉拉一家人当时正在西班牙北部的海滨景区度假，远离家乡因特拉肯，因特拉肯是瑞士阿尔卑斯山上一个田园牧歌式的村庄。此前一天，克拉拉在海滩工作人员组织的帆船旅行中撞到了头。返回岸边后，由于克拉拉说自己感到头痛恶心，景区医生被叫来看看她的情况如何。医生怀疑克拉拉是轻微脑震荡，但没什么大问题，就建议她卧床静养，补充水分。

第二天早上，克拉拉的恶心感消退了，神经系统检查也显示基本正常，但仍感到轻微头痛。不过，她现在似乎沉浸于对家乡的记忆，这超出了我们有时因为在路上生病或离家太久而产生的那种正常的思乡之情。她太怀念家乡菜了，以至于对外国菜肴感到恶心，对西班牙的异乡礼仪和餐厅服务员的"奇怪对话"表示不屑，甚至拒绝饮食。就在前一天，克拉拉还觉得海边空气的味道和海浪的轻轻拍打让她身心愉悦，可是现在，这些与瑞士充满牛铃声的青翠山脉截然不同的景致，都只会让她感到厌恶，难以忍受。克拉拉为记忆中的"美好祖国"及其深爱的"民族习惯"所困扰，再次前来诊治的医生把这种"忧郁式的精神失常"称为极度思乡情绪的发作。

"克拉拉"实际上是由一系列年轻瑞士病人复合而成的形象，[3] 1688 年，约翰尼斯·霍弗医生就读于巴塞尔大学时，在其医学毕业论文中描述了这一形象（虽然在虚构克拉拉这个故事时添加了许多现代元素的修饰，但克拉拉表现的症状都来源于霍弗的典型病例，直接引自他的毕业论文）。在诊断这种新型疾病时，霍弗用了许多医学上的新术语来描述他在众多患者身上观察到的特征——都是瑞士青年、都遭受着类似极度思乡之情的痛苦，但从医学角度来看又比极度思乡之情严重得多。在霍弗考虑过的术语中，"疑病妄想"（nosomania）和"怀旧"（nostalgia）都来源于古希腊词语"故土"（*nostos*），而"故土"一词传达的正是回归故土的极度幸福感。第一个术语中，后缀"mania"源自古希腊单词，意为"变得疯狂"；第二个术语中，后缀"algia"则取自古希腊神话中的女神阿勒贡斯（*Algos*）的名字，意为"痛苦"。霍弗选的第三个术语是"思乡癖"（philopatridomania），基本含义是"对故国狂热的爱"，但这个词不太好听。霍弗最终敲定的词是"怀旧"，但并没有提供令人信服的依据。事实上，作为接受了现代医学教育的医生，我在阅读了他的毕业论文后，认为"疑病妄想"一词可能更加合适。

在神经学中，我们有时会区分"导致原有功能丧失"的疾病和"激发产生新功能"的疾病。阿尔茨海默病就是典型的功能丧失型疾病，它在削弱海马中的神经元时会抑制突触的正常活动。而神经元正常的放电率被抑制的后果就是我们会丧失正常的记忆功能。功能获取型疾病所造成的后果刚好相反。这种疾病通过过度刺激神经元，提高突触的放电率，大脑区域因此受到影响，从而出现过度运转的异常情况。癫痫发作得很突然，就是这类"脑火"（大脑过度兴奋）疾病中最明显的一种。如果癫痫在感官皮质区域内发作，患者就会感知到错误的气味、事物或声音，这些都是功能获取型症状。如果癫痫在存储记忆的皮质中枢集中发作，异常的功能获取就会刺激大脑产生错误的记忆，让患者出现一种似曾相识的感觉。我们现在知道，幻觉、妄想甚至痴迷都是大脑过度兴奋而产生的功能获取型症状，尽管这些症状更多是缓慢燃烧，而非熊熊大火产生的结果。如前文所述，数天无眠后出现的精神错乱和无用记忆累积过多，也是毒性脑部功能获取的例子。

霍弗将怀旧清晰地定义为一种功能获取型神经系统疾病，因承载记忆过多而燃烧，并将火源定位在大脑的特定皮质区域，在那里，皮质存储的是"回到美好家园"的相关记忆。霍弗对脑部功能结构知之甚少（事实上，那个时代的人们完全不了解这个领域），他只是扔出了一枚解剖学飞镖，落在了"中脑"的某个位置。在人们对神经元、突触或树突棘没有任何了解的几个世纪之前，霍弗富有诗意地假设，怀旧是一种承载记忆过多的脑部障碍，他的原话是"中脑内黏附着关于祖国的少量记忆，而怀旧就是动物本能在中脑神经纤维上弹奏出的连续颤音"。霍弗敏锐地表示，这种记忆的火焰在整个脑部都是可以点燃和扩散的，这在生理学上是说得通的。虽然我们可能将癫痫的发病路径描述为开始于某一中心位置，随后扩散到整个脑部区域，最终引发严重的癫痫症状，但在霍弗的描述中，怀旧的火焰开始于关于祖国记忆的存储区域，通过孔隙和血管组成的路径进行扩散，最终引发各式各样的痴迷症状，即对祖国的痛苦想象。

正如我们所看到的，创伤后应激障碍是一种毒性情绪记忆获取的疾病，其闪回症状（创伤事件以闪回形式出现在患者脑海中）可以视作一种情绪记忆过剩的状态。根据霍弗的构想，怀旧也是类似情况。正如霍弗所解释的，怀旧之人自身记忆过剩，因此无法"忘记母亲的乳汁"（代指自患者出生起就抚育其长大的祖国），任何与美好家乡产生模糊关联的景象或声音都会让他们伤感地回忆起"祖国的魅力"。霍弗在结论中谈及"只对祖国产生的沉思遥想"，他这样说是想表达，痴迷会导致患者"头脑愚钝、除了祖国几乎注意不到其他"。在批判霍弗使用"愚钝"一词时展现的冷漠之前，我们必须认识到，许多在今天看来是贬义的词语，在那个时代都属于正式的神经系统诊断用语，这一习惯一直延续到了 19 世纪后期。比如，举止如同孩童的成年人被诊断为"白痴"，举止如同青少年的成年人则被诊断为"蠢货"。霍弗表示，痴迷是一种毒性记忆获取，在这方面，他颇具洞察力。我们现在知道，像克拉拉这样患有强迫症的患者，他们大脑中参与记忆检索的皮质区域确实是处于高度兴奋和超高速联结的状态，而他们异常和反复的记忆会对行为举止产生不利影响。对这些患者来说，发挥遗忘机制作用的暴露疗法仍然是最有效的干预手段之一。[4]

霍弗根据诊治的怀旧患者统计出的数据，推断了三种可能的病因，或者潜在的诱导性因素。首先是年龄。霍弗表示，青年更容易受影响、更感性，因此在某种程度上更容易怀旧。其次，霍弗假设某些童年创伤可能会提高患病概率。用现代的说法，这种创伤可能会在某种程度上减缓正常的发育速度，阻碍幼稚俗气的品位和喜好趋于完全成熟。最后，因为这些患者都是瑞士人，霍弗提出还有一个因素是民族主义，他想知道他深爱的赫尔维希亚族是否有特殊之处，可以解释为什么瑞士人与其他欧洲族群相比更容易怀旧。

所有的疾病都是被富有洞察力的临床医生的直觉发现并逐渐扩充的。然而，不是每一次的直觉最后都被证明是一种疾病。不同于利奥·坎纳医生对孤独症的直觉，霍弗这次的判断是有误的。怀旧并非一种疾病，只是大脑因为承载了过多关于祖国的记忆而过度兴奋。不过，在理解遗忘对伦理行为有何好处时，把这种虚构的疾病当作一个比喻也是有帮助的。

· · ·

尽管霍弗所认为的怀旧并非一种疾病，这个词语也没有被写入医学教材中，但它还是作为文化词汇流传下来了，这主要是因为浪漫主义诗人、哲学家和政治学家在霍弗发表毕业论文后没多久，就开始创造民族主义这一现代概念，因此很快接纳了怀旧的概念。民族主义通过给思乡注入浪漫主义色彩，将我们对祖国和家乡的关心放在了与对父母的关心同等的伦理地位上。

根据《韦氏大学英语词典》，怀旧一词的定义是"一种对回到过去或因无法重来的过往而产生的伤感或过度感性的渴望"。这种渴望不一定有什么错，对失乐园的向往似乎也是人类共通的忧郁情绪，这种情绪自亚当和夏娃以来就一直存在。每个国家都有其独特的怀旧形式，[5] 我们观察到的有趣的一点是，尽管这种共通的情绪触动着所有民族的心弦，但每个国家都认为自己的那一种有些特别。从伦理层面上来说，克拉拉怀念自己的祖国是没错的，然而一旦她的记忆充斥着怀旧情绪，如同失控的火焰一般蔓延开来，她很快就会丧失伦理心智。从我们所能理解的伦理之爱变为不能理解的无道德集体憎恶，这种异常变化是记忆过载下的潜在危险，适用于伦理生活的各个层面。在记忆与遗忘之间找到平衡可以避免头脑遭受折磨，或者如霍弗所说，避免我们的想象力遭受折磨。

所有人都不同程度地感受过爱国主义情绪，在合乎伦理的情况下，我们中的大多数人也有正当理由关心自己的国家。在9·11恐怖事件中，当我目睹世贸中心大厦轰然倒塌，只剩一堆碎石瓦砾和血肉残躯时，我看到了美国人展现出的爱国主义。那天早上，我正在努力工作，与实验室的管理人员在他们的办公室内一起复核着预算资金，位置恰好就在我们医疗中心最高的一栋建筑的顶楼。医疗中心所处的位置不仅是曼哈顿的最北端，也是整座岛屿地势的最高点——华盛顿高地。华盛顿堡攻城战中，乔治·华盛顿就是在此抵御英国军队的，华盛顿高地也因此得名。顶层办公室有许多朝南的窗户，从那里可以俯瞰整个曼哈顿的景致。那个清晨，我们抬头望去，惊恐地发现在岛屿南端，世贸双子塔中的北塔冒出大量浓烟。当发现这是一场外国恐怖主义袭击时，我们当中的一些人知道，这是美国建国 200 多年以来在国土上遭受的首次袭击。

尽管双子塔还在燃烧，但我们接到指示：不要急着前往曼哈顿中心救援。虽然我们想要提供医疗援助，但我们需要按兵不动，以保留华盛顿高地的医疗力量，等待救护车将伤者源源不断地输送到这里。袭击中只有极少数的人幸存，因此没有人被运到我们这里。那一天糟糕透了，在漫无目的的等待中，我一边目不转睛地盯着电视，一边听周围震惊的同事展开了一场带有民族主义色彩的讨论。我时常感到，与我的以色列朋友相比，许多美国朋友似乎不太在意自己的国家，因此我认为这段记忆是值得回忆的。我并不是批判这一点，事实上，几乎我所有的美国朋友都不需要在军队服役，他们生活在这个国家，却对它的存在感到理所应当，我时常因此感到嫉妒。但在这时，美国国土遭受袭击，看到他们爱国主义情绪凸显似乎也正常。

双子塔倒塌后，对聚集在候诊室中的大多数人来说，霍弗所虚构的脑部区域内活动似乎开始活跃，出现了一种想要为国家复仇的集体意识。在战火纷飞的中东地区长大的一个潜在优势是，你可以意识到爱国主义的陷阱。那间屋子中的大多数人并不熟悉外国恐怖分子制造的大屠杀，在这种情况下，国家和家乡遭受袭击，他们有这种反应是可以理解的。然而，有些人的大脑似乎进入了过度兴奋的异常状态，这才是令人担忧的。即使有些同事是崇尚自由的，也避免不了这种毒性功能获取症状，他们开始对所有的阿拉伯人充满憎恶，话语中也出现仇视外国人的言论。我突然想到，霍弗是正确的：这种大脑过度兴奋，以及大脑中关于国家的各种记忆翻涌，导致我这些非常聪明的朋友暂时出现了伦理意义上的愚钝。

几天之后，冷静又占据了上风。毫无疑问，这种冷静需要经过非常复杂的过程才能达成，但回想起来，我确定遗忘机制发挥了作用。我们看到遗忘机制是如何剔除了我们的记忆，我们也看到在创伤性事件过后，情感遗忘是如何快速发挥治疗效用的，参与公共活动又可以加速这一过程，从而防止情绪记忆烧得过热，引发精神机能障碍。共性记忆和社会反常也是如此。对我和我的同事来说，这一过程包括我们加入成千上万、不分种族的美国爱国主义者在曼哈顿街头自发组织的烛光守夜，以及去参观陈列着死者和失踪者画像的市中心临时展览馆，在那里，我们注视着数百张多元文化背景下的面孔，在心里默念着他们的名字。

· · ·

虽然霍弗对怀旧的观点是错误的，但就像许多皮质枢纽是代表着一个人一样，也有许多皮质枢纽代表着我们的祖国。如果我能够记录下爱国主义情绪变化过程中的相关皮质枢纽的活动，并将记录下来的内容打印在长条状的纸上，就是那种心脏病学家用来记录心脏的生物电活动或神经学家用来记录脑电活动的纸，那我就可以纪念性地记录下本书中讲到的大部分内容：记忆与遗忘之间是如何保持平衡，以维持心智健全的，在这个案例中则是公共伦理的健全。

生物电记录将从低于正常水平的活动上升开始记录，甚至可能用一条直线来反映伦理上可疑的全民族遗忘和冷漠状态。随后，爱国主义情绪激活了我们关于国家的记忆，使其恢复到正常水平，即我们应该记起并关心国家安全和福祉的水平，这刺激了大脑中相应区域活动在合理范围内的激增。然而，关于国家的记忆又使相关活动如同野火一般在整个大脑中蔓延开来，这种令人神志不清的癫痫的中心来源就是代表国家的皮质枢纽。最终，过度兴奋的大脑因关于国家的活动受到抑制而冷却下来，这种冷却虽然无疑涉及许多因素，但至少一部分因素与正常遗忘有关，而在此情况下，正常遗忘有助于大多数人恢复伦理健康。

后　记
病理性遗忘

"斯莫尔医生，我对你的医术表示赞叹，但病因是什么呢？"如果这句带有讽刺意味的话不太耳熟，那么你已经证明海马并非记性绝佳（一般情况下，这可真是万幸），记忆也未必永远停留在皮质区域内。如果这唤起了你的记忆，那你可能会想起我在第一章中提到的患者卡尔，在我将他与年龄有关的记忆功能衰退定位在海马后，他问了我这个问题。卡尔好与人争论，他拐弯抹角的恭维中微妙地透露着"那又怎样"的意思。他想知道的并不是发病位置，而是发病原因。

你可能也记得，我因为无法与卡尔分享学术界在遗忘上的最新进展而感到难过，其中大部分进展都是在他去世后的十年内取得的。我们大多数人在生活中都会经历正常的遗忘现象，卡尔对此表达的担忧正是一个典型。出于缓解这种焦虑的目的，我写下了这本书。我分享了学术界高墙内一些不为人知的新兴观点，包括与高于基准遗忘速度的病理性遗忘相比，正常遗忘有什么好处，以及对哪种遗忘产生恐惧是完全合理的。

卡尔抓住了用于诊断目的的解剖生物学前提，即不同疾病针对大脑的不同区域，通过定位受影响的脑部区域，医生可以做出更准确的判断。对于卡尔关于正常遗忘现象的忧虑，我以本书做出了回应，在结尾部分，我将针对人们对病理性遗忘的合理关切，分享最新的相关研究。

患者真正想知道的和我们都想知道的，不仅是病理性遗忘发作的原因，更是解决问题的方法和治疗手段。缺陷蛋白是导致疾病发作的主要原因，许多疗法最后是通过以不同方式修正缺陷蛋白来完成治疗的。大脑是由数百个不同的区域组成的，每个区域都有其独特的"神经元族群"，每种族群下又包含了存在细微区别的蛋白质。解剖生物学的前提是，如果我们能确定哪种神经元族群是导致大脑患病的解剖学元凶，那我们就能发现其中哪种蛋白质是有缺陷的。"聆听来自解剖生物学来源的呐喊"[1]是18世纪晚期现代医学兴起时所使用的诗意说法，它阐明了解剖生物学的生物医学搜救逻辑：聚焦疾病的解剖生物学来源，有望揭示其根本原因，并最终分离出潜在治疗手段的线索。

· · ·

在发作于晚年的病理性遗忘病因和治疗手段方面的研究起初进展缓慢，远远落后于其他医学领域的变革性突破。一个主要原因是我们在分类上的困惑，这也是我对患者及其家属解释时为我们的无知找的一个借口。尽管爱罗斯·阿尔茨海默医生在 1906 年就描述过阿尔茨海默病，但令人震惊的是，在 20 世纪的大多数时间里，阿尔茨海默病都未得到重视。阿尔茨海默医生的重大发现在于，他在患有早老性痴呆的患者大脑中发现了神经原纤维缠结和淀粉样斑的存在。"老年期"是一个医学术语，解释为"晚年"，有人武断地将其定义为 65 岁及以上。早老性痴呆是极其罕见的。罕见到什么程度呢？事实上，尽管阿尔茨海默医生的发现证实，痴呆是一种生物学疾病，而非患者成心犯错，且这个发现也被视为重大新闻，但在 20 世纪 70 年代晚期之前，阿尔茨海默病一直都很罕见，因此医学教材中很少涉及。老年期痴呆则是一种渐进性的认知功能消亡，一般发生在晚年，这是人们早先就了解的，由于现代医学延长了更多人的寿命，痴呆患者正在呈指数增加。然而，人们此前认为，痴呆是正常衰老过程的终结，而非一种疾病，脑部记忆区域的神经元缺失是衰老过程中的正常磨损，就如同皮肤皱缩和头发变白一样。但随着人类预期寿命增长，经过尸体剖验的衰老大脑开始增多，20 世纪 70 年代的研究者恍然大悟，阿尔茨海默医生在早老性痴呆患者脑中观察到的斑块和缠结与痴呆患者脑中的完全一致。由此他们得出结论，这两种疾病就是同一种。这是医学史上的一个分水岭事件。我们现在得知，包含早老性痴呆和老年期痴呆两个分支的阿尔茨海默病，终于不再被视为一种罕见的疾病，而是当今时代最常见、最恐怖的疾病之一。

然而，人们的观念转变太剧烈。随后，凡是在衰老过程中感到自己依赖海马的记忆出现轻度恶化的人——所有人都迟早会有这一天——都会被认为处于阿尔茨海默病的初期阶段。对少数神经学家来说，这是说不通的。例如，我有动物记忆模型的工作背景，知道在正常衰老过程中，所有哺乳类生物依赖海马的记忆都会出现衰退的情况，因此只有人类能脱离正常衰老的这种说法不合常理。我们这些少数人群辩称，与年龄有关的海马功能障碍要经过两个过程，一个是衰老，另一个是疾病，且不同于老花眼（因上年纪而出现的正常视力消退），许多人即使到了八九十岁也不会患阿尔茨海默病。大多数人的阵营则反驳称，随着寿命增加，阿尔茨海默病会越发普遍，如果所有人都活得足够久，那所有人最终都会患上阿尔茨海默病。

1998年，我创立了自己的实验室，我和同事想是否可以通过解剖生物学的逻辑来解决这个看起来似乎不可调和的争论。当时，众所周知，海马是由少数不同族群的神经元组成的，从解剖生物学角度来看，这些细胞聚集在不同的大脑区域。2001年，我们发表了一篇论文，[2] 其中一个假设是，尽管阿尔茨海默病的一个病因显然是与年龄有关的海马功能故障，但正常衰老过程一定是另一个病因；另一个假设则是，这两种病理的病因不同，每种病理都针对海马中不同的神经元族群。提出假设很简单，但验证却并不容易，原因在于阿尔茨海默病起初会削弱神经元多年，直到神经元全部死亡，而正常衰老的过程也是如此。为了定位阿尔茨海默病相比正常衰老过程的起始点，我们需要一台照相机，这台照相机针对处于最初临床前期的病人，画出他们海马中神经元发病的路径图。

理论上，功能性磁共振成像照相机可以通过大脑区域消耗能量的多少，探查神经元的发病路径。功能性磁共振成像会画出一种能量消耗的热量图，患病的神经元要么会比正常细胞温度高，如同我们在癫痫、创伤后应激障碍和虚构的疾病怀旧处看到的那样，要么会因为功能障碍比正常细胞温度低，即阿尔茨海默病和衰老所出现的状况。不过，那时候的功能性磁共振成像照相机在空间分辨率上存在问题。不够完美的卫星可以捕捉群岛，却不能单独区分每座岛屿，这些相机也类似，只能做到海马的成像，却不能完成单独大脑区域的可视化。因此，我们实验室不得不花费五年的时间，完成技术的研发工作。我们开始断断续续地改进功能性磁共振成像，以使海马每个区域内神经元的发病路径都可以被探查到。在不确定成功概率的情况下，这个过程是紧张和焦虑的——毕竟我还处于职业生涯的起步阶段，但最终证明，漫长的白天和无眠的夜晚是值得的。我们的技术革新成功了，一旦新型改良功能性磁共振成像照相机得到充分利用，我们的假设很快就能被证实。[3]

通过解剖生物学解决生物医学争论的优势在于，一张图胜过千言万语。一旦在正确的患者分组中生成了神经元发病的功能性磁共振成像路径图，对该假设的证实就变得清晰可见了。

• • •

下图中的上半部分显示的是左右两侧海马。尽管这层面板可能看起来如雕塑般美丽（对我来说是如此），但这并非出自艺术家之手。这是真实存在的，是功能性磁共振成像扫描从实验对象的大脑中截取的。这张对海马的精准解剖及其全部线条和装饰都充斥着精美的细节，这是因为这些图像都是高空间分辨率的产物。但是，请记住这些图像是功能性扫描，而非结构性扫描；图像中包含着海马哪一部分区域存在异常能量损耗的信息，即哪一部分神经元患病了。

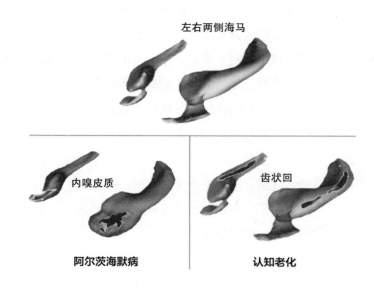

左右两侧海马

内嗅皮质

齿状回

阿尔茨海默病

认知老化

左下图来自我们发表的一篇关于阿尔茨海默病的研究，图上神经元的发病位置处于染色状态。这种疾病集中在单一神经元族群上，位于一个名为内嗅皮质的海马区域中。[4]

右下图显示的是，随着我们正常衰老，海马中的哪一部分区域会逐渐发病。与阿尔茨海默病一样，正常衰老引发的神经元疾病集中在单一神经元区域上，不同的是，这个区域名为齿状回。[5]

这些成果和其他成像研究平息了争论，并确认了发生在晚年的两种不同症状都会损害我们的记忆导师——海马。

这些研究是在处于阿尔茨海默病和正常遗忘各个阶段的患者以及动物模型上进行的，研究集体揭示了一个出人意料的发现：二者造成的海马功能障碍在解剖学上相互映射。在阿尔茨海默病的扩散过程中，最先受影响的海马区域就是内嗅皮质，齿状回则是对其抵抗力最强的区域。相反，即使在 80 岁及以上的患者身上，齿状回也是最先受正常衰老影响的海马区域，内嗅皮质则是对这种损害抵抗力最强的区域。阿尔茨海默病与正常衰老过程之间的映射成像（这种罕见的解剖学关联也被称为"双重关联"）并非验证我们假设的必备条件，但它增强了假设的真实性。

如今，当神经学家看到一个像卡尔这样呈现与年龄有关的记忆衰退的患者时，他们必须考虑这两种可能的病因，并尝试通过患者的症状和测试结果对二者进行分类判断。这种病因不明的解决办法一方面可以用来帮助医学界找出与年龄有关的正常记忆衰退的病因，另一方面也可以找出阿尔茨海默病的病因。

· · ·

细胞内的蛋白质是导致患病的分子因素。那么在阿尔茨海默病的患者身上，哪种蛋白质会使内嗅皮质而非齿状回出现功能障碍？作为正常衰老的后果，哪种蛋白质会使齿状回而非内嗅皮质出现功能障碍？如果说我们实验室的第一个阶段是在改良功能性磁共振成像工具，以此确立解剖学双重关联，那我们的第二个阶段就是聚焦内部结构，以此确定异常蛋白质。这里也需要进行技术革新，在这个阶段指的是能够同时测定每种神经元族群内数千种不同蛋白质和蛋白质前体的分子工具。在对死亡时患有或不患有阿尔茨海默病老人的大脑，以及不同年龄段死亡的健康人群大脑内的内嗅皮质和齿状回仔细进行显微解剖后，我们开始了一场分子探秘之旅。

正如我们所假设的，这两种神经细胞群中蛋白质异常情况不同，这是正常衰老过程和阿尔茨海默病所影响的海马区域不同的最佳解释。[6] 在这二者中分离出的缺陷蛋白是记忆"分子工具箱"中的工具，这在生物学上是说得通的（尽管证实生物学中常识的过程总是有点出人意料又令人非常欣慰）。在正常衰老过程中，埃里克·坎德尔及其同事首次对分离出的蛋白质做出这样的描述：信息被认定为有记忆的价值，是开启"记忆工具箱"开关的一把钥匙。而在阿尔茨海默病中，缺陷蛋白属于另一套工具，这套工具通过捆绑新生树突棘和受体来稳定新生的脆弱记忆。

• • •

我几乎能听到卡尔说："斯莫尔医生，我对你的分子技术表示赞叹，但病因是什么呢？"我的答案正是我在专业课程和公开讲座上给出的答案："请稍等片刻。"在发出患病信号的神经元族群中找到缺陷蛋白，这可能是一份罪证，但只是间接证据，并不足以完全定罪。要想在医学上建立因果关系，还需要进一步探查。

动物模型可以增强这一说法的说服力。人类和小鼠的海马几乎完全相同，连每个海马区域的蛋白质含量也不例外，因此我们可以通过小鼠验证在人类身上的发现。近期一系列研究中，为使小鼠出现功能障碍，研究人员将在阿尔茨海默病中发现的不同蛋白质选择性地投放到了小鼠身上，结果小鼠内嗅皮质受到了不同程度的影响，出现了病理性遗忘。[7] 研究还发现，这些蛋白质会促成淀粉样斑和神经原纤维缠结的形成，甚至最终引发神经元死亡。然而，研究人员将正常衰老过程中发现的不同蛋白质选择性地投放到小鼠身上后，再次观察到了病理性遗忘，但这次齿状回受到的影响不同。这些操作会导致神经元疾病，但不会引发淀粉样斑、神经原纤维缠结或细胞死亡，这与我们正常衰老时出现的状况一致。

生物医学探查也可以对遗传学加以利用。事实上，最新基因调查表明，涉及衰老的蛋白质的相关基因会加速与年龄有关的记忆衰退。其他基因研究发现，涉及阿尔茨海默病的蛋白质的相关基因故障会增加患病概率。

此时此刻，探查工作已接近尾声，所有罪证放在一起，嫌疑人蛋白质当堂受审，也就是说，临床试验是排除合理怀疑（蛋白质是发病原因）的唯一验证方法。研发出可以修正病理性蛋白质的安全干预手段并不简单。但好消息是，许多实验室和医药公司都在尝试解决这个问题。[8] 过去几年，一些机构已经陆续研发出安全的干预手段，且这些手段可以在动物模型上做到病理性蛋白质修正。

如果亲爱的卡尔还在人世，没有错过这个最新进展，我会再一次要求他保持耐心，因为我们还将继续找出这两种病理在合理怀疑之外的病因及其治疗手段。他一定会对这个回答感到沮丧，可能书前的你们也是如此。但请相信我，这个领域的进展已经够快了。也许，对一本关于正常遗忘现象的书来说，没有比对晚年病理性遗忘充满希望的新起点更好的结尾了。敬请期待吧！

致　谢

　　出于无知，一开始我并不知道学习写一本科普读物就像学习一门乐器一样难。我要感谢我的编辑，皇冠出版集团的吉莉安·布莱克，她镇定从容，非常耐心，教给我大师级的写作技巧。另外还要感谢助理编辑卡罗琳·雷的辅导。我也要感谢我的妻子亚历克西斯·英格兰，感谢她花费数个小时倾听，并对本书进行了富有批判性的评价，也感谢我的朋友休·哈尔彭，我现在越发欣赏其写作才华了，衷心感谢她对我的鼓励。最后，特别感谢亚历山德拉·彭尼将我引荐给吉莉安，以及我意志坚强的代理人爱丽丝·马特尔。

前　言

1. 例如参见 Davis, R. L., and Y. Zhong, "The Biology of Forgetting—A Perspective." *Neuron,* 2017. 95(3): pp. 490–503; Richards, B. A., and P. W. Frankland, "The Persistence and Transience of Memory." *Neuron,* 2017. 94(6): pp. 1071–1084。

2. Parker, E. S., L. Cahill, and J. L. McGaugh, "A Case of Unusual Autobiographical Remembering." *Neurocase,* 2006. 12(1): pp. 35–49.

3. Borges, J., *Ficciones.* 1944, Buenos Aires: Grove Press.

第一章　记忆与遗忘

1. Sacks, O., *The Man Who Mistook His Wife for a Hat.* 1985, London: Gerald Duckworth.

2. Augustinack, J. C., et al., "H.M.'s Contributions to Neuroscience: A Review and Autopsy Studies." *Hippocampus,* 2014. 24(11): pp. 1267–1268.

3. Small, S. A., et al., "A Pathophysiological Framework of Hippocampal Dysfunction in Ageing and Disease." *Nature Reviews Neuroscience,* 2011. 12(10): pp. 585–601.

4. Brickman, A. M., et al., "Enhancing Dentate Gyrus Function with Dietary Flavanols Improves Cognition in Older Adults." *Nature Neuroscience,* 2014. 17(12): pp. 1798–1803; Anguera, J. A., et al., "Video Game Training Enhances Cognitive Control in Older Adults." *Nature,* 2013. 501(7465): pp. 97–101.

5. 例如：Davis and Zhong, "The Biology of Forgetting"; Richards and Frankland, "The Persistence and Transience of Memory"。

第二章 安静的大脑

1. Kanner, L., "The Conception of Wholes and Parts in Early Infantile Autism." *American Journal of Psychiatry,* 1951. 108(1): pp. 23–26; Kanner, L., "Autistic Disturbances of Affective Contact." *Nervous Child,* 1943. 2: pp. 217–240.

2. Davis and Zhong, "The Biology of Forgetting"; Richards and Frankland, "The Persistence and Transience of Memory."

3. Migues, P. V., et al., "Blocking Synaptic Removal of GluA2-Containing AMPA Receptors Prevents the Natural Forgetting of Long-Term Memories." *Journal of Neuroscience,* 2016. 36(12): pp. 3481–3494; Dong, T., et al., "Inability to Activate Rac1-Dependent Forgetting Contributes to Behavioral Inflexibility in Mutants of Multiple Autism-Risk Genes." *Proceedings of the National Academy of Sciences of the United States of America,* 2016. 113(27): pp. 7644–7649.

4. Khundrakpam, B. S., et al., "Cortical Thickness Abnormalities in Autism Spectrum Disorders Through Late Childhood, Adolescence, and Adulthood: A Large-Scale MRI Study." *Cerebral Cortex,* 2017. 27(3): pp. 1721–1731.

5. Bourgeron, T., "From the Genetic Architecture to Synaptic Plasticity in Autism Spectrum Disorder." *Nature Reviews Neuroscience,* 2015. 16(9): pp. 551–563.

6. Dong, et al., "Inability to Activate Rac1"; Bourgeron, "From the Genetic Architecture to Synaptic Plasticity"; Tang, G., et al., "Loss of mTOR-Dependent Macroautophagy Causes Autistic-Like Synaptic Pruning Deficits." *Neuron,* 2014. 83(5): pp. 1131–1143.

7. 例如参见 Corrigan, N. M., et al., "Toward a Better Understanding of the Savant Brain." *Comprehensive Psychiatry,* 2012. 53(6): pp. 706–717; Wallace, G. L., F. Happe, and J. N. Giedd, "A Case Study of a Multiply Talented Savant with an Autism Spectrum Disorder: Neuropsychological Functioning and Brain Morphometry." *Philosophical Transactions of the Royal Society B,* 2009. 364(1522): pp. 1425–1432。

8. Cooper, R. A., et al., "Reduced Hippocampal Functional Connectivity During Episodic Memory Retrieval in Autism." *Cerebral Cortex,* 2017. 27(2): pp. 888–902.

9. Dong, et al., "Inability to Activate Rac1."

10. Masi, I., et al., "Deep Face Recognition: A Survey." IEEE Xplore, 2019.

11. Srivastava, N., et al., "Dropout: A Simple Way to Prevent Neural Networks from Overfitting." *Journal of Machine Learning Research,* 2014. 15: pp. 1929–1958.

12. Behrmann, M., C. Thomas, and K. Humphreys, "Seeing It Differently: Visual Processing in Autism." *Trends in Cognitive Sciences,* 2006. 10(6): pp. 258–264.

13. Pavlova, M. A., et al., "Social Cognition in Autism: Face Tuning." *Scientific Reports,* 2017. 7(1): p. 2734.

14. Frith, U., and B. Hermelin, "The Role of Visual and Motor Cues for Normal, Subnormal and Autistic Children." *Journal of Child Psychology and Psychiatry,* 1969. 10(3): pp. 153–163.

15. Happe, F., "Central Coherence and Theory of Mind in Autism: Reading Homographs in Context." *British Journal of Developmental Psychology,* 1997. 15: pp. 10–12.

16. Rorty, R., *Philosophy and the Mirror of Nature.* 1979, Princeton, N.J.: Princeton University Press.

第三章　解放的大脑

1. LaBar, K. S., and R. Cabeza, "Cognitive Neuroscience of Emotional Memory." *Nature Reviews Neuroscience,* 2006. 7(1): pp. 54–64.

2. Etkin, A., and T. D. Wager, "Functional Neuroimaging of Anxiety: A Meta-analysis of Emotional Processing in PTSD, Social Anxiety Disorder, and Specific Phobia." *American Journal of Psychiatry,* 2007. 164(10): pp. 1476–1488; Liberzon, I., and C. S. Sripada, "The Functional Neuroanatomy of PTSD: A Critical Review." *Progress in Brain Research,* 2008. 167: pp. 151–169.

3. Etkin, A., et al., "Toward a Neurobiology of Psychotherapy: Basic Science and Clinical Applications." *Journal of Neuropsychiatry and Clinical Neurosciences,* 2005. 17(2): pp. 145–158.

4. Sessa, B., and D. Nutt, "Making a Medicine out of MDMA." *British Journal of Psychiatry,* 2015. 206(1): pp. 4–6.

5. Piomelli, D., "The Molecular Logic of Endocannabinoid Signalling." *Nature Reviews Neuroscience,* 2003. 4(11): pp. 873–884; Bhattacharyya, S., et al., "Opposite Effects of Delta-9-Tetrahydrocannabinol and Cannabidiol on Human Brain Function and Psychopathology." *Neuropsychopharmacology,* 2010. 35(3): pp. 764–774.

6. Besser, A., et al., "Humor and Trauma-Related Psychopathology Among Survivors of Terror Attacks and Their Spouses." *Psychiatry: Interpersonal and Biological Processes,* 2015. 78(4): pp. 341–353.

7. Charuvastra, A., and M. Cloitre, "Social Bonds and Posttraumatic Stress Disorder." *Annual Review of Psychology,* 2008. 59: pp. 301–328.

第四章　无畏的大脑

1.　de Waal, F. B. M., *Peacemaking Among Primates*. 1989, Cambridge, Mass.: Harvard University Press, p. xi.

2.　Rilling, J. K., et al., "Differences Between Chimpanzees and Bonobos in Neural Systems Supporting Social Cognition." *Social Cognitive and Affective Neuroscience,* 2012. 7(4): pp. 369–379; Issa, H. A., et al., "Comparison of Bonobo and Chimpanzee Brain Microstructure Reveals Differences in Socio-emotional Circuits." *Brain Structure and Function,* 2019. 224(1): pp. 239–251.

3.　Blair, R. J., "The Amygdala and Ventromedial Prefrontal Cortex in Morality and Psychopathy." *Trends in Cognitive Sciences,* 2007. 11(9): pp. 387–392.

4.　Cannon, W., "The Movements of the Stomach Studied by Means of the Roentegen Rays." *American Journal of Physiology,* 1896: pp. 360–381.

5.　Cannon, W., *Bodily Changes in Pain, Hunger, Fear and Rage: An Account of Recent Researches into the Function of Emotional Excitement.* 1915, New York: D. Appleton & Company.

6.　Cannon, W., and D. de la Paz, "Emotional Stimulation of Adrenal Secretion." *American Journal of Physiology,* 1911. 28(1): pp. 60–74.

7.　Swanson, L. W., and G. D. Petrovich, "What Is the Amygdala?" *Trends in Neurosciences,* 1998. 21(8): pp. 323–331.

8.　LeDoux, J. E., "Emotion Circuits in the Brain." *Annual Review of Neuroscience,* 2000. 23: pp. 155–184.

9.　Keifer, O. P., Jr., et al., "The Physiology of Fear: Reconceptualizing the Role of the Central Amygdala in Fear Learning." *Physiology (Bethesda, Md.),* 2015. 30(5): pp. 389–401.

10.　Hare, B., V. Wobber, and R. Wrangham, "The Self-Domestication Hypothesis: Evolution of Bonobo Psychology Is Due to Selection Against Aggression." *Animal Behaviour,* 2012. 83(3): pp. 573–585.

11.　Trut, L., "Early Canid Domestication: The Farm-Fox Experiment." *American Scientist,* 1999. 87: pp. 160–169.

12.　Roberto, M., et al., "Ethanol Increases GABAergic Transmission at Both Pre- and Postsynaptic Sites in Rat Central Amygdala Neurons." *Proceedings of the National Academy of Sciences of the United States of America,* 2003. 100(4): pp. 2053–2058.

13.　Carhart-Harris, R. L., et al., "The Effects of Acutely Administered 3,4-Methylenedioxy methamphetamine on Spontaneous Brain Function in Healthy Volunteers Measured with Arterial Spin Labeling and Blood Oxygen Level-Dependent Resting State Functional Connectivity." *Biological Psychiatry,* 2015. 78(8): pp. 554–562.

14. Young, L. J., "Being Human: Love: Neuroscience Reveals All." *Nature,* 2009. 457(7226): p. 148; Zeki, S., "The Neurobiology of Love." *FEBS Letters,* 2007. 581(14): pp. 2575–2579.

15. Jurek, B., and I. D. Neumann, "The Oxytocin Receptor: From Intracellular Signaling to Behavior." *Physiological Reviews,* 2018. 98(3): pp. 1805–1908; Maroun, M., and S. Wagner, "Oxytocin and Memory of Emotional Stimuli: Some Dance to Remember, Some Dance to Forget." *Biological Psychiatry,* 2016. 79(3): pp. 203–212; Geng, Y., et al., "Oxytocin Enhancement of Emotional Empathy: Generalization Across Cultures and Effects on Amygdala Activity." *Frontiers in Neuroscience,* 2018. 12: p. 512.

16. Nagasawa, M., et al., "Social Evolution. Oxytocin-Gaze Positive Loop and the Coevolution of Human-Dog Bonds." *Science,* 2015. 348(6232): pp. 333–336.

第五章　减负的大脑

1. de Kooning, W., et al., *Willem de Kooning: The Late Paintings, the 1980s.* 1st ed. 1995, San Francisco: San Francisco Museum of Modern Art.

2. Orton, F., *Figuring Jasper Johns.* 1994, London: Reaktion Books.

3. Ritter, S. M., and A. Dijksterhuis, "Creativity—The Unconscious Foundations of the Incubation Period." *Frontiers in Human Neuroscience,* 2014. 8: p. 215.

4. Crick, F., and G. Mitchison, "The Function of Dream Sleep." *Nature,* 1983. 304(5922): pp. 111–114.

5. Waters, F., et al., "Severe Sleep Deprivation Causes Hallucinations and a Gradual Progression Toward Psychosis with Increasing Time Awake." *Frontiers in Psychiatry,* 2018. 9: p. 303.

6. de Vivo, L., et al., "Ultrastructural Evidence for Synaptic Scaling Across the Wake/Sleep Cycle." *Science,* 2017. 355(6324): pp. 507–510; Diering, G. H., et al., "Homer1a Drives Homeostatic Scaling-Down of Excitatory Synapses During Sleep." *Science,* 2017. 355(6324): pp. 511–515; Poe, G. R., "Sleep Is for Forgetting." *Journal of Neuroscience,* 2017. 37(3): pp. 464–473.

7. Tononi, G., and C. Cirelli, "Sleep and the Price of Plasticity: From Synaptic and Cellular Homeostasis to Memory Consolidation and Integration." *Neuron,* 2014. 81(1): pp. 12–34.

8. Waters, "Severe Sleep Deprivation."

9. Ghiselin, B., ed., *The Creative Process: Reflection on Invention in the Arts and Sciences.* 1985, Berkeley: University of California Press.

10. Mednick, S. A., "The Associative Basis of the Creative Process." *Psychological Review,* 1962. 69: pp. 220–232.

11. Bowden, E. M., and M. Jung-Beeman, "Normative Data for 144 Compound Remote Associate Problems." *Behavior Research Methods, Instruments, and Computers,* 2003. 35(4): pp. 634–639.

远程联想项目	答案
小屋 / 瑞士 / 蛋糕	奶酪
奶油 / 溜 / 水	冰
失败者 / 喉咙 / 斑点	疼痛
秀 / 生命 / 划	船
夜 / 手腕 / 停止	手表
鸭子 / 折叠 / 美元	账单
摇摆 / 轮子 / 高	椅子
露水 / 梳子 / 蜜蜂	蜂蜜
喷泉 / 烘焙 / 砰砰的响声	苏打
保护 / 漫游者 / 热带	森林
援助 / 橡胶 / 手推车	带子
片状 / 移动 / 圆锥体	雪
爆竹 / 飞舞 / 战斗员	火
安全 / 缓冲 / 点	别针
甘蔗 / 老爹 / 李子	糖
梦 / 破 / 光	白天
鱼 / 矿 / 蜂拥而至	金子
政治 / 惊喜 / 路线	党派
测量 / 蠕虫 / 视频	磁带

远程联想项目	答案
高等 / 地区 / 房子	学校 / 法院
感觉 / 礼貌 / 地方	公共
蠕虫 / 架子 / 末端	书籍
硬币 / 心思 / 约会	游戏
花 / 朋友 / 童子军	女孩
河流 / 钞票 / 账户	银行
印花 / 浆果 / 鸟	蓝色
馅饼 / 运气 / 肚子	壶
约会 / 胡同 / 折叠	盲
歌剧 / 手 / 盘子	肥皂
军校学员 / 胶囊 / 船	太空
毛皮 / 架子 / 下摆	外套
棍子 / 制造者 / 点	火柴
猎犬 / 压力 / 射击	血

12. Storm, B. C., and T. N. Patel, "Forgetting as a Consequence and Enabler of Creative Thinking." *Journal of Experimental Psychology: Learning, Memory, and Cognition,* 2014. 40(6): pp. 1594–1609.

13. Ritter and Dijksterhuis, "Creativity."

第六章　谦逊的大脑

1. Brickman, "Enhancing Dentate Gyrus Function."

2. Barral, S., et al., "Genetic Variants in a 'cAMP Element Binding Protein' (CREB)–Dependent Histone Acetylation Pathway Influence Memory Performance in Cognitively Healthy Elderly Individuals." *Neurobiology of Aging,* 2014. 35(12): pp. 2881e7–2881e10.

3. Lara, A. H., and J. D. Wallis, "The Role of Prefrontal Cortex in Working Memory: A Mini Review." *Frontiers in Systems Neuroscience,* 2015. 9: p. 173.

4. Cosentino, S., et al., "Objective Metamemory Testing Captures Awareness of Deficit in Alzheimer's Disease." *Cortex,* 2007. 43(7): pp. 1004–1019.

5. Schei, E., A. Fuks, and J. D. Boudreau, "Reflection in Medical Education: Intellectual Humility, Discovery, and Know-How." *Medicine, Health Care and Philosophy,* 2019. 22(2): pp. 167–178.

6. Tversky, A., and D. Kahneman, "Judgment Under Uncertainty: Heuristics and Biases." *Science,* 1974. 185(4157): pp. 1124–1131.

7. Wimmer, G. E., and D. Shohamy, "Preference by Association: How Memory Mechanisms in the Hippocampus Bias Decisions." *Science,* 2012. 338(6104): pp. 270–273.

8. Shadlen, M. N., and D. Shohamy, "Decision Making and Sequential Sampling from Memory." *Neuron,* 2016. 90(5): pp. 927–939.

9. Toplak, M. E., R. F. West, and K. E. Stanovich, "The Cognitive Reflection Test as a Predictor of Performance on Heuristics-and-Biases Tasks." *Memory and Cognition,* 2011. 39(7): pp. 1275–1289.

第七章　共性的大脑

1. Margalit, A., *The Ethics of Memory*. 2002, Cambridge, Mass.: Harvard University Press, p. xi.

2. Lichtenfeld, S., et al., "Forgive and Forget: Differences Between Decisional and Emotional Forgiveness." *PLOS One,* 2015. 10(5): p. e0125561.

3. Anspach, C., "Medical Dissertation of Nostalgia by Johannes Hofer, 1688." *Bulletin of the Institute of the History of Medicine,* 1934. 2: pp. 376–391.

4. Kushner, M. G., et al., "D-Cycloserine Augmented Exposure Therapy for Obsessive-Compulsive Disorder." *Biological Psychiatry,* 2007. 62(8): pp. 835–838.

5. Boym, S., *The Future of Nostalgia*. 2001, New York: Basic Books.

后记　病理性遗忘

1. Ventura, H. O., "Giovanni Battista Morgagni and the Foundation of Modern Medicine." *Clinical Cardiology*, 2000. 23(10): pp. 792–794.

2. Small, S. A., "Age-Related Memory Decline: Current Concepts and Future Directions." *Archives of Neurology*, 2001. 58(3): pp. 360–364.

3. Small et al., "A Pathophysiological Framework."

4. Khan, U. A., et al., "Molecular Drivers and Cortical Spread of Lateral Entorhinal Cortex

Dysfunction in Preclinical Alzheimer's Disease." *Nature Neuroscience*, 2014. 17(2): pp. 304–311.

5. Brickman, "Enhancing Dentate Gyrus Function."

6. Small, S. A., "Isolating Pathogenic Mechanisms Embedded Within the Hippocampal Circuit Through Regional Vulnerability." *Neuron*, 2014. 84(1): pp. 32–39.

7. Small, S. A., and Petsko, G. A., "Endosomal Recycling Reconciles the Amyloid Hypothesis." *Science Translational Medicine*, 2020.

8. Mecozzi, V. J., et al., "Pharmacological Chaperones Stabilize Retromer to Limit APP Processing." *Nature Chemical Biology*, 2014. 10(6): pp. 443–449.